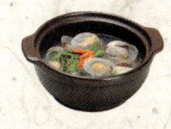

궁합이 맞는 장수 요리

함께 먹으면 궁합이 좋은 식품

두부 + 톳	톳에 부족한 라이신이 단백질 식품인 두부에 풍부해서 톳과 두부를 함께 먹으면 서로에게 부족한 영양소를 보충할 수 있다.
참깨 + 콩 + 대추	항산화 비타민과 항산화 물질이 풍부한 참깨, 단백질이 풍부한 콩, 탄수화물이 주성분인 대추를 섞어 9번 쪄서 말려 찧어 경단으로 만들어 먹으면 밥을 먹지 않아도 장수할 수 있다.
가자미 + 무	가자미는 맛이 담백하고 단백질이 풍부하고 간에 좋은 비타민A가 들어 있다. 무에는 아밀라아제, 카탈라아제 등의 소화 효소가 풍부하지만 가열하면 열에 약한 효소가 모두 파괴된다. 하지만 가자미식해는 무를 가열하지 않기 때문에 무의 효소들이 잘 활동할 수 있다.
조기 + 마	조기와 마는 한방에서 정력이 쇠약해졌을 때 처방하는 치료용 요리다. 체력 증강에 효과가 좋은 조기에 마를 곁들이면 상승 효과를 발휘해 정력이 회복된다.
개고기 + 들깨	콜레스테롤 함량이 높고 누린내가 많이 나는 보신탕에 들깨를 넣으면 콜레스테롤 수치가 낮아지고 누린내가 제거된다. 식욕을 돋우고 소화를 돕는 효과도 있다.
닭날개 + 술	동물의 간과 닭고기에는 간을 보하는 메티오닌이라는 필수 아미노산이 많이 들어 있어 적당량의 술과 함께 먹으면 좋다.
냉이 + 콩가루	냉이를 끓일 때 콩가루를 넣으면 단백질이 상승 효과를 내고, 열에 파괴되기 쉬운 비타민B$_1$과 비타민C의 손실을 막을 수 있다. 구수한 맛과 향미까지 더해져 영양학적으로도 효과적이다.
마늘 + 파슬리	마늘 요리를 하거나 마늘즙을 낼 때 파슬리 등의 녹색 채소를 곁들이면 채소에 들어 있는 지용성 색소인 엽록소에 의해 마늘의 매운맛이 많이 제거된다.
비빔밥 + 고추장	비빔밥은 여러 가지 재료를 한 번에 비벼 먹기 때문에 다양한 영양소를 섭취할 수 있다. 특히 쌀에 부족한 영양소가 여러 종류의 나물과 양념, 달걀, 육류 등에 의해 보충된다.
영지버섯 + 오리고기	무기질이 골고루 들어 있는 영지버섯에 비타민과 불포화지방산이 풍부한 오리고기를 곁들이면 기름진 맛이 중화되고 영양 효과가 상승한다. 마늘이나 양파, 무, 부추 등 유기유황이 들어 있는 채소와 함께 섭취하면 더욱 좋다.
커피 + 우유	커피에 우유를 섞어 마시면 위벽을 보호하고 영양의 보완 효과도 볼 수 있다. 프림 대신 우유를 넣어 마실 것을 권한다.
인삼 + 해삼	바다의 인삼, 동물성 인삼 등으로 불리는 해삼은 칼슘과 요오드, 알긴산을 함유하고 있으며, 인삼에는 스트레스 해소와 피로 회복, 우울증 해소, 고혈압·동맥경화·심부전·빈혈·당뇨·궤양 등에 효과적인 사포닌 성분이 들어 있다. 인삼과 해삼을 배합해 먹으면 보양식으로 좋다.
녹두묵 + 미나리·김 (탕평채)	녹두묵은 지방이 없고 맛이 담백하며 소화가 잘된다. 쇠고기를 채 썰어 볶은 뒤 미나리와 김을 넣어 버무린 탕평채는 단백질과 비타민이 풍부하다.

문어 + 무	문어(오징어·낙지)를 삶을 때 무즙을 넣거나 무를 토막 내어 문어를 두드리면 살이 연해지고 냄새도 제거된다.
쇠고기 + 두릅 (두릅산적)	맛이 좋고 영양가가 높은 쇠고기와 단백질과 무기질, 비타민이 풍부한 두릅을 함께 먹으면 영양 효과가 커진다.
전복 + 우유 (전복타락죽)	전복에는 타우린이 함유되어 있어서 담석을 용해하고 간장의 해독 작용을 도우며 콜레스테롤 수치를 낮추고 혈압을 조절한다. 완전 단백 식품인 우유와 함께 죽을 쑤어 먹으면 훌륭한 보양죽이 된다.
멍게 + 초고추장	제철인 여름에 특유의 향미 성분이 증가하여 가장 맛이 좋다. 오이나 물미역, 다시마 등을 곁들여 초고추장을 찍어 먹으면 입맛이 돈다.
홍어 + 식초	홍어는 고단백·저지방 식품으로, 콜레스테롤 낮추고 간의 콜레스테롤 대사를 촉진해 생활습관병을 예방한다. 식초는 홍어 단백질을 단단하게 하여 씹는 맛을 좋게 하고 산뜻한 맛으로 입맛을 돋운다.
메밀 + 식초	메밀 요리에 식초를 넣으면 피로 회복제로 작용해 소화 흡수된 영양분을 에너지로 전환해 준다.
등 푸른 생선 + 식초	등 푸른 생선 요리를 할 때 식초나 토마토케첩을 첨가하면 부패되는 것을 막고 비린내를 제거할 수 있다. 특히 토마토는 소화를 촉진하고 산성 식품을 중화시켜 준다.
굴 + 우유 (굴타락죽)	우유는 우리 몸에 필요한 8가지 필수 아미노산을 모두 함유되어 있고 소화 흡수가 잘되지만 아연 함량이 낮다. 그래서 아연이 풍부한 굴과 함께 섞어 굴타락죽을 만들어 먹으면 좋다.
달걀 + 황태 (달걀황태탕)	황태는 기름기가 적어 맛이 담백하고 간을 보호해 주는 메티오닌과 아미노산이 풍부하다. 필수 아미노산이 풍부한 달걀을 곁들이면 영양 효과가 더욱 상승한다.
파 + 육류	파는 스태미나를 강화하고 감기와 불면증을 해소하며, 비타민B$_1$의 효과를 높여 주기 때문에 비타민B$_1$이 풍부한 고기와 함께 먹으면 좋다. 정유 성분이 들어 있어 고기의 잡냄새도 제거해 준다.
쌀 + 콩 (콩밥)	쌀은 메티오닌은 풍부한 반면 비타민B$_1$과 라이신 함량은 낮고, 반대로 콩은 비타민B$_1$과 라이신 함량은 높지만 메티오닌 함량은 낮다. 그래서 밥에 콩을 섞어 먹으면 영양이 상호 보완된다.
떡 + 식혜	떡은 밥에 비해 소화가 더디어 위에 부담을 주는데, 소화 효소가 들어 있는 식혜와 함께 먹으면 소화에 도움이 된다.
배 + 생강	배를 많이 먹으면 설사를 할 수 있는데 생강은 몸이 차가워서 배가 아픈 증상이나 곽란, 설사를 막아 준다.
레몬 + 꿀	비타민C와 구연산, 칼륨이 많이 들어 있는 레몬즙에 무기질과 비타민, 포도당, 과당이 함유된 꿀을 타서 마시면 피로를 푸는 데 효과가 좋다.

함께 먹으면 궁합이 나쁜 식품

당근 + 오이 + 무	당근, 오이, 호박 등에는 비타민C 파괴 효소가 들어 있어서 함께 먹으면 영양소가 손실된다. 당근이나 오이 대신 미나리, 쪽파, 푸른 피망을 이용하면 맛과 영양 면에서 좋다.
문어 + 고사리	조개나 게, 새우를 잡아먹고 사는 문어는 타우린 함량은 높으나 살이 단단해 소화가 잘 안 된다. 그래서 섬유질이 많은 고사리와 함께 먹을 경우 위가 약한 사람은 소화가 잘 안 된다.
장어 + 복숭아	단백질과 필수 지방산이 풍부한 장어를 먹은 뒤 복숭아를 후식으로 먹으면 복숭아의 유기산이 장을 자극하여 장어의 지방이 유화되지 못해 설사가 난다.
조개 + 옥수수	조개류는 여름철이 산란기인데 이때 독성이 강하다. 조개를 먹은 뒤 조직이 단단하여 소화가 더디게 되는 옥수수를 먹으면 배탈이 나기 쉽다.
토마토 + 설탕	토마토에 설탕을 넣으면 비타민B_1이 소모되어 효과를 상실한다. 토마토는 생으로 먹는 것이 가장 좋으며, 칼륨이 풍부하므로 설탕보다는 소금을 뿌려 먹는 것이 좋다.
바지락 + 우엉	바지락은 철분의 흡수를 도와주는 칼슘이 풍부한 식품, 즉 우유나 유제품, 해조류와 함께 섭취하는 것이 좋다. 하지만 우엉에는 칼슘과 아연, 철분, 구리 등의 무기질 흡수를 방해하는 식이섬유가 많이 들어 있어 함께 먹으면 좋지 않다.
게 + 감	게는 타우린이 풍부한 고단백 식품이지만 식중독균이 번식하기 쉽다. 수렴 작용을 하여 위장을 자극하는 탄닌이 함유된 감과 함께 먹으면 위장 장애를 일으켜 토사곽란을 유발한다.
도토리묵 + 감(곶감)	두 가지 식품 모두 모두 탄닌 성분이 들어 있어 함께 먹으면 변비가 더 심해지고, 탄닌이 철분의 흡수를 방해해 빈혈이 나타난다.
동물의 간 + 감	간에는 단백질과 비타민A · B복합체, 철 · 칼슘 · 구리 · 망간 · 인 등 빈혈 개선과 스태미나 증강에 좋은 무기질이 풍부하다. 그런데 곶감과 함께 먹으면 다른 식품의 철과 결합해 탄닌철이 되어 철의 흡수를 방해하여 빈혈을 가져올 수 있다.
김 + 기름 + 소금	기름을 발라 구운 김은 유통 과정에서 과산화 지질이 생성되기 쉬우므로 기름과 소금을 바르지 않은 상태 그대로 먹는 것이 가장 좋다.
매실 + 로열젤리	둘 다 건강 식품으로 인기가 높지만 함께 먹으면 매실의 산도에 의해 로열젤리에 들어 있는 특수 성분의 활성이 상실되어 좋지 않다.
미역 + 파	인과 유황 성분이 풍부한 파와 요오드와 칼슘이 풍부한 미역을 함께 먹으면 인산칼슘 또는 유화칼슘이 되어 몸 밖으로 배출되어 칼슘 흡수가 방해된다.
산나물 + 고춧가루	독특한 풍미와 풍토적인 맛을 갖고 있는 산나물에 고춧가루를 넣어 무치면 입과 혀가 자극을 받아 나물 고유의 깊은 맛을 느끼지 못한다.

스테이크 + 버터	스테이크용 고기인 등심과 안심은 지방과 콜레스테롤 함량이 높다. 우유의 지방분을 분리해 만든 버터도 칼로리가 높고 콜레스테롤 함량이 많다. 따라서 스테이크를 만들 때 버터를 사용하면 콜레스테롤과 열량이 높아 건강에 해롭다.
시금치 + 근대	옥살산이 많이 함유되어 있는 시금치와 근대를 함께 먹으면 몸속에서 칼슘과 결합하여 옥살산칼슘이 되어 결석을 생성해 신장결석이나 담석을 유발할 수 있다.
우유 + 소금·설탕	우유는 거의 완벽한 단백 식품이지만 소금을 넣으면 고혈압의 원인이 되고, 설탕을 넣으면 비타민 B_1이 많이 손실된다. 우유를 마실 때는 아무것도 넣지 말고 음식을 씹듯 씹어 마시는 것이 좋다.
치즈 + 콩	치즈와 콩은 둘 다 고단백·고지방 식품이다. 그러나 치즈는 칼슘 함량이 높고 콩은 인산 함량이 높아 함께 먹으면 인산칼슘이 되어 흡수가 잘 안 된다.
커피 + 프림·크리머	프림은 포화 지방산 함량이 많고 크리머는 콜레스테롤은 없으나 설탕보다 열량이 높으므로 가능하면 연한 블랙 커피로 즐기는 것이 좋다.
팥 + 소다	비타민 B_1이 함유된 팥을 삶을 때 빨리 무르게 하기 위해 소다를 넣는 경우가 있는데, 이렇게 하면 비타민 B_1이 파괴된다.
홍차 + 꿀	떫은맛 성분이 있는 홍차에 철분이 함유된 꿀을 넣으면 탄닌산철이 되어 몸 밖으로 배출된다.
간 + 수정과	동물 간에는 철이 흡수되기 쉬운 형태로 들어 있어서 빈혈에 효과적이지만 간을 먹고 수정과를 먹으면 곶감의 탄닌이 철분과 결합하여 흡수를 방해한다.
선짓국(순대) + 녹차(홍차)	선지는 고단백에 철분이 많아 빈혈증 치료에 효과가 좋다. 그런데 선짓국이나 순대를 먹고 난 뒤에 녹차나 홍차를 마시면 차 성분에 들어 있는 떫은맛 성분인 탄닌이 선지의 철분과 결합하여 타닌산철이 되기 때문에 흡수율이 떨어진다.
메밀 + 우렁이	우렁이는 조직이 단단하기 때문에 오랫동안 끓이면 소화 효소의 작용이 어려워져 위장이 약한 사람에게는 부담이 될 수 있나. 아무리 소화싱이 우수힌 메밀과 함께 먹는다 하더라도 소화 불량에 걸리기 쉽다.
샐러드 + 마요네즈	샐러드에 고소하고 풍부한 맛을 내기 위해 마요네즈를 듬뿍 뿌려 먹는데, 마요네즈는 칼로리가 매우 높아서 열량 과잉을 가져온다.
포도주 + 식초	샐러드에는 드레싱이 필수인데 드레싱은 주로 기름과 식초를 섞어 만든다. 그런데 포도주의 예민한 맛을 느낀 혀가 드레싱과 접촉하게 되면 식초의 신맛 때문에 포도주 고유의 향미를 상실한다.
개고기 + 마늘	보신탕에는 누린내를 제거하기 위해 후추나 깻잎 등의 향신료와 향채소, 그리고 마늘을 많이 넣는다. 그런데 마늘은 맛이 매우 자극적이기 때문에 많이 먹을 경우 위 점막을 자극하여 위장 장애를 일으킨다.

가지전

항암 성분이 기름과 어울려 효과 상승

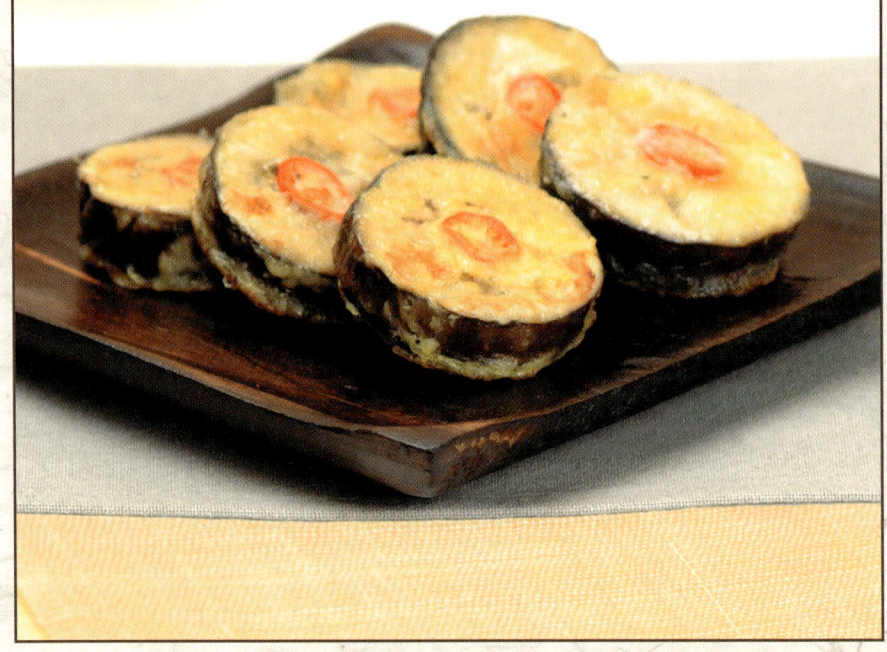

음식 궁합 가지 + 기름

가지의 조직은 스펀지 형태라서 튀기거나 볶아 먹으면 식물성 기름에 들어 있는 비타민E를 효율적으로 섭취할 수 있다.

요리 만드는 법 → p.49

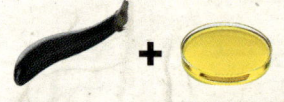

고구마밥
포만감을 부르는 다이어트식

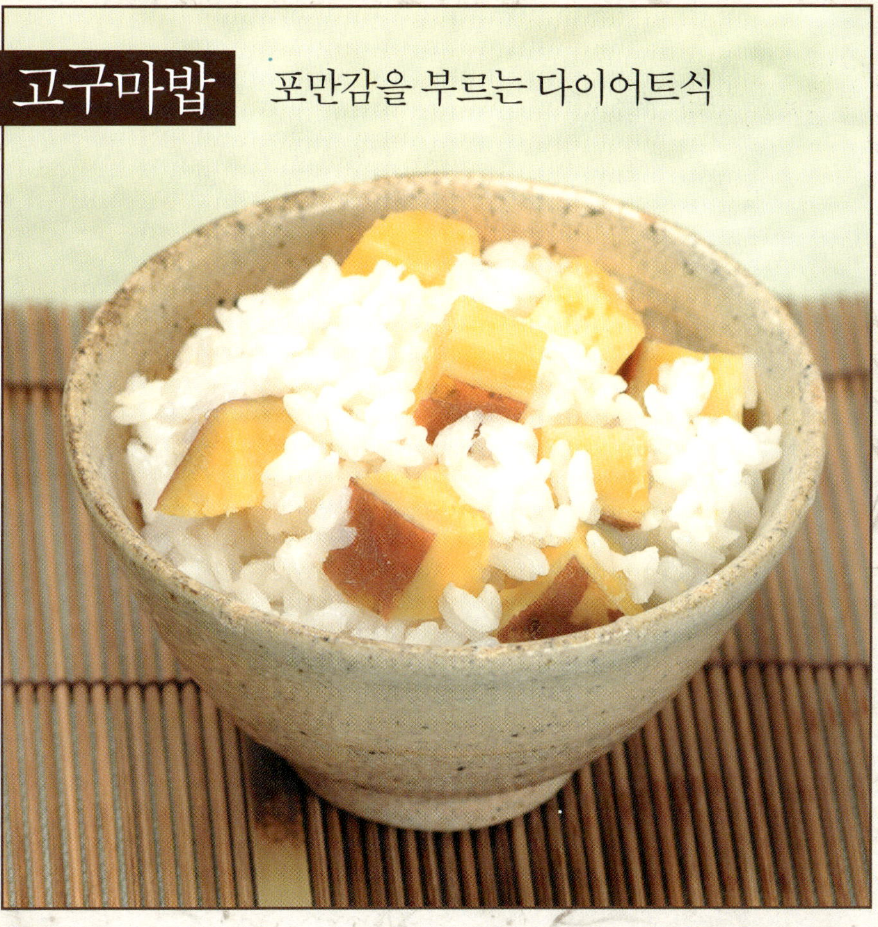

음식 궁합 고구마 + 밥

고구마는 탄수화물이 풍부해서 주식으로도 이용 가능하다. 맛이 뛰어나고 포만감이 커서 다이어트에도 좋다. 고구마를 먹을 때는 김치와 함께 먹는 경우가 많은데 이렇게 하면 고구마에 풍부한 칼륨이 김치의 나트륨을 상쇄해 준다.

요리 만드는 법 → p.55

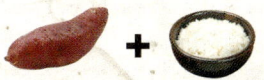

고추찜 엔도르핀을 솟게 하는 매운맛

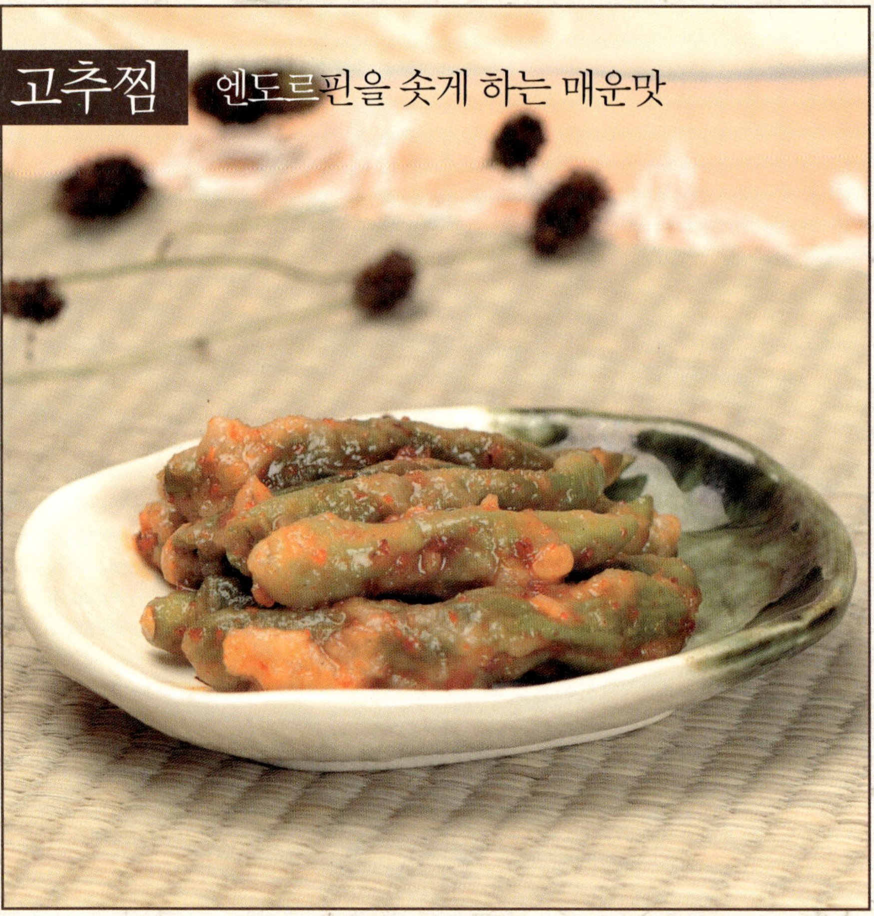

음식 궁합 고추 + 밀가루

고추는 맛이 자극적이어서 과잉 섭취할 경우 위에 부담을 줄 수 있다. 고추에 밀가루를 살짝 묻혀 찜통에 진 뒤 갖은 양념에 버무리면 밀가루에 의해 고추의 매운맛이 한번 중화되어 덜 자극적이면서도 부드러운 맛의 고추찜을 즐길 수 있다.

요리 만드는 법 → p.57

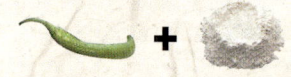

더덕양념구이

목 건강에 좋은 고급 반찬

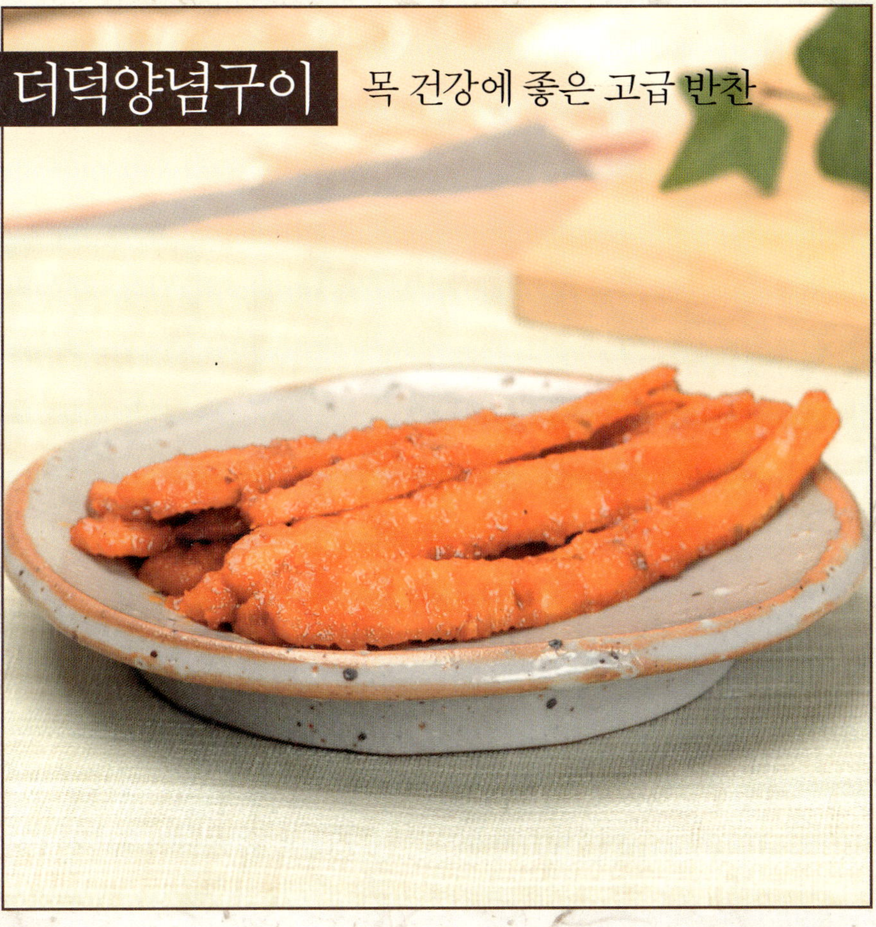

음식 궁합 더덕 + 고추장

양념을 발라 구운 더덕구이는 향기롭고 감칠맛이 나는데, 고추장이 큰 몫을 차지한다. 맵고 구수한 고추장이 더덕 특유의 풍미를 더욱 향상시켜 준다.

요리 만드는 법 → p.67

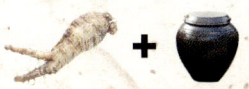

도라지나물 호흡기 건강식

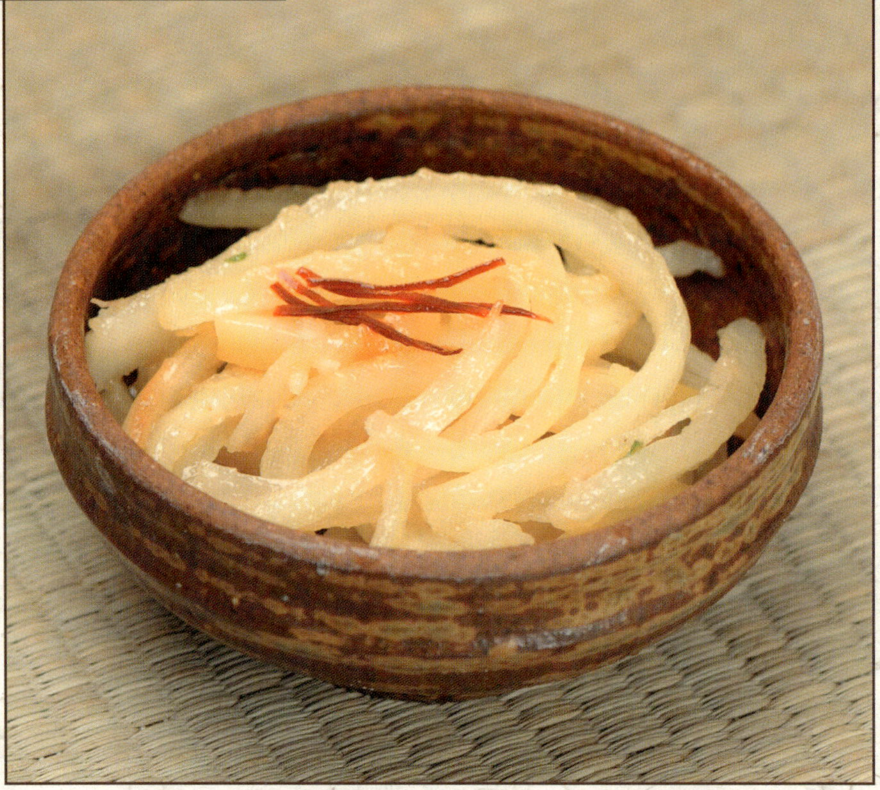

음식 궁합 도라지 + 들기름 / 들깨가루

도라지 나물을 무칠 때 들깨나 들깨가루를 넣으면 맛도 더욱 풍부해지고 불포화 지방산도 충분히 섭취할 수 있다.

요리 만드는 법 → p.69

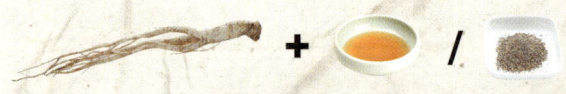

마밥 소화가 잘되는 별식

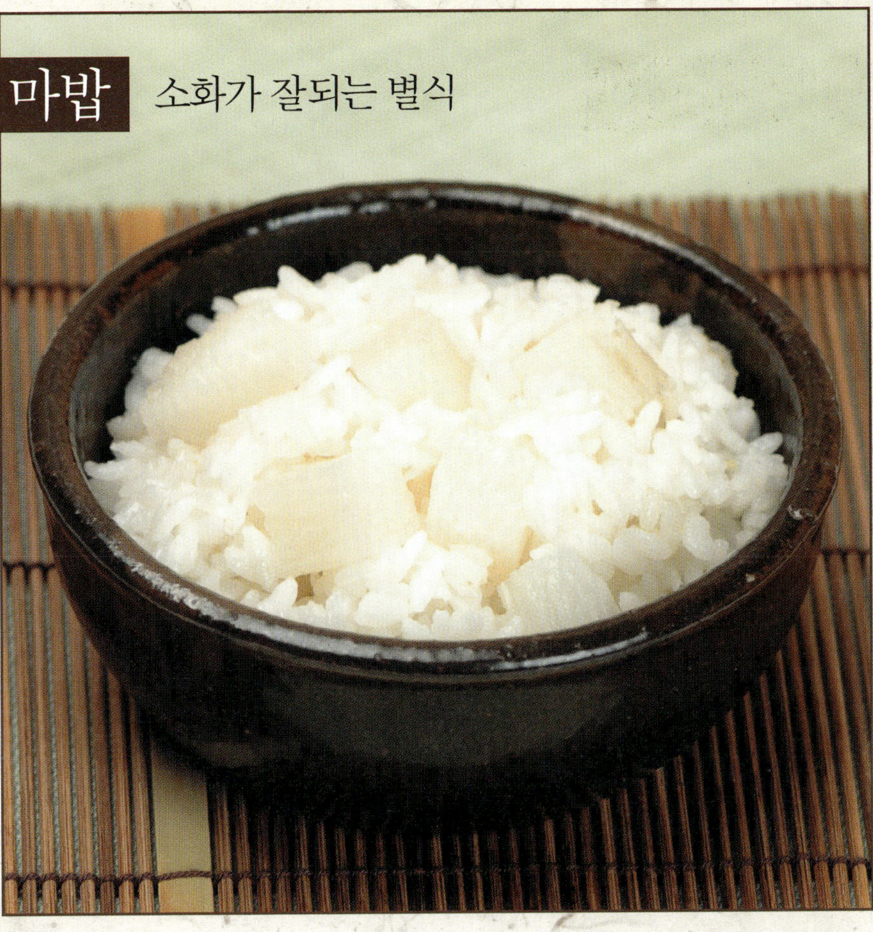

음식 궁합 마 + 밥

마에는 소화 작용을 돕는 효소가 풍부하다. 특히 아밀라아제의 활성이 무보다 많아 녹말의 소화를 촉진하기 때문에 마밥을 먹으면 소화가 잘된다. 보리밥에 섞어 먹거나 달걀 노른자와 함께 먹어도 좋다.

요리 만드는 법 → p.73

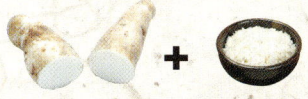

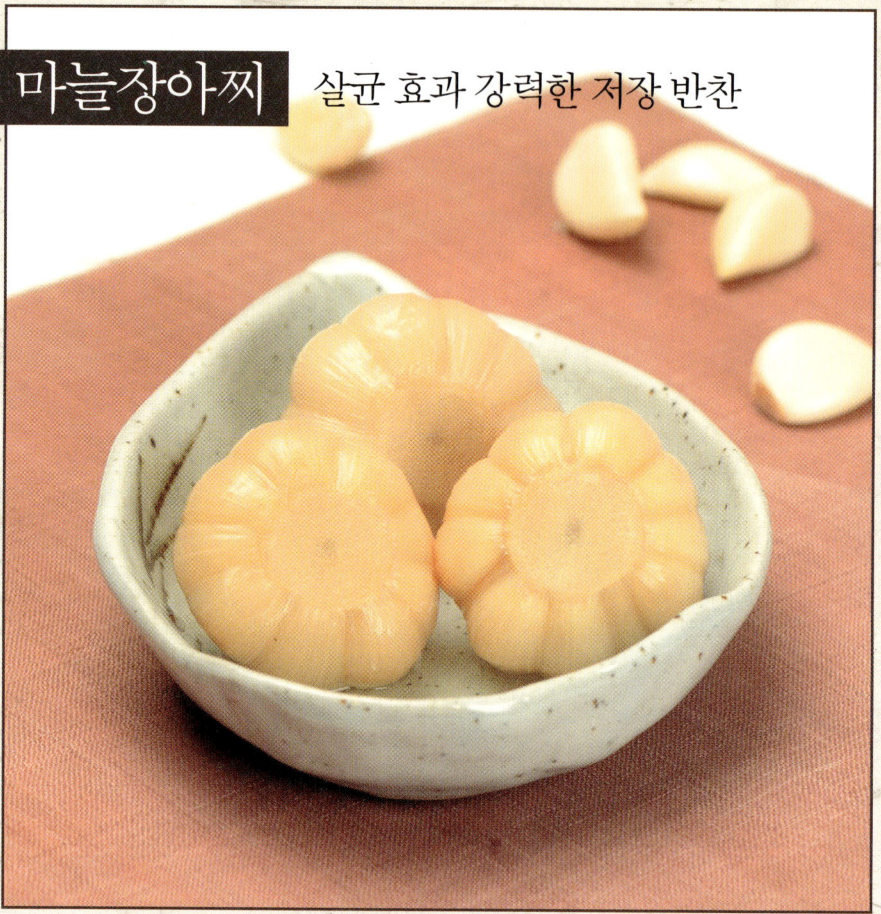

마늘장아찌 살균 효과 강력한 저장 반찬

음식 궁합 마늘 + 식초

마늘에 식초를 부어 장아찌로 만들면 자극적인 냄새는 줄어들고 생리적 활성 물질인 스코르니딘의 활성은 변하지 않는다. 비타민과 무기질도 거의 손실되지 않는다.

요리 만드는 법 → p.75

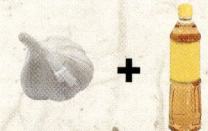

브로콜리크림스프

부드러운 암 예방식

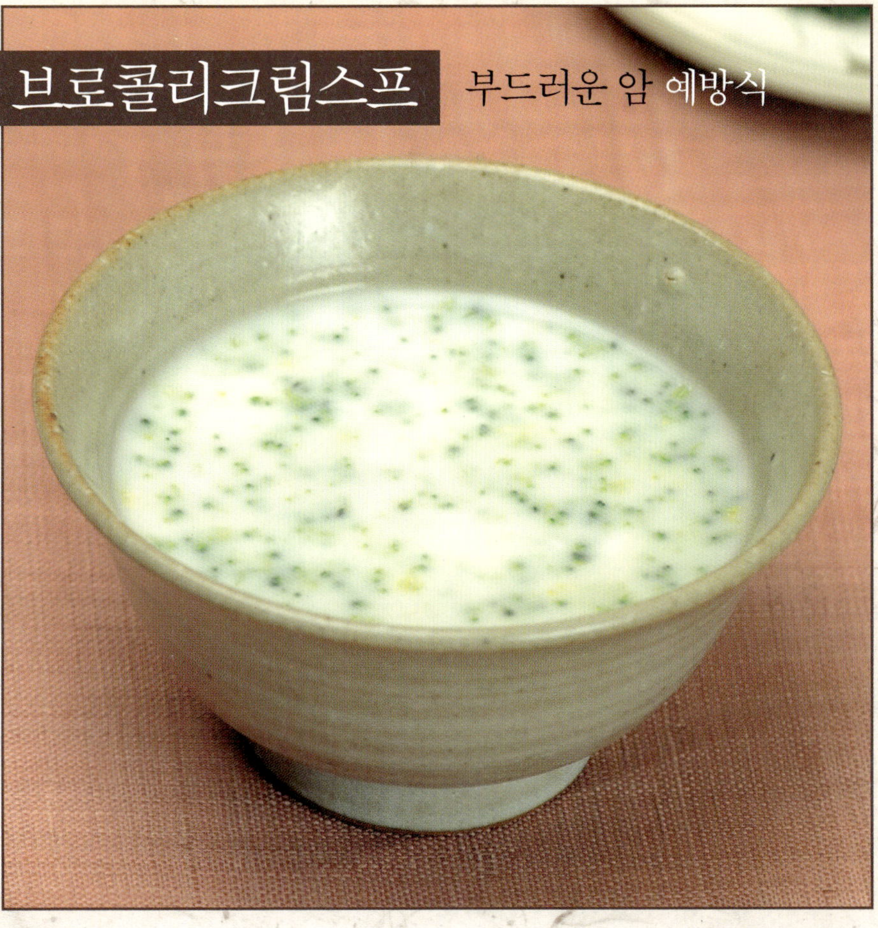

음식 궁합 브로콜리 + 감자 + 양파 + 치즈

브로콜리는 양파와 궁합이 잘 맞고 감자는 치즈와 훌륭한 조화를 이룬다. 이 4가지 식품이 모두 어우러진 브로콜리치즈수프는 영양이 균형 잡힌 건강식으로, 한 끼 식사로 손색이 없다.

요리 만드는 법 → p.81

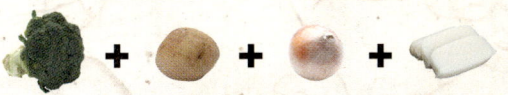

시금치두부참깨무침
칼슘과 단백질의 조화

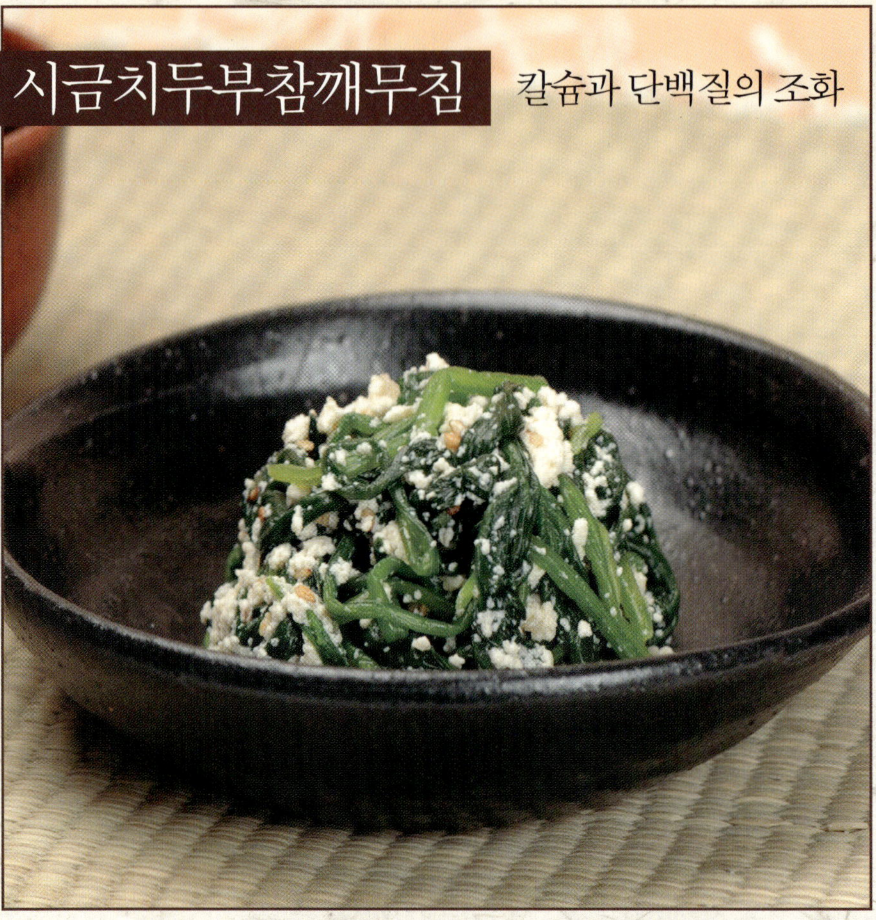

음식 궁합 시금치 + 두부 + 참깨

시금치에는 결석을 유발하는 옥살산(수산)이 들어 있으므로 칼슘이 풍부한 참깨와 함께 먹는 것이 좋다. 두부를 함께 넣으면 양질의 단백질까지 보충되어 영양적으로 더욱 훌륭한 요리가 된다.

요리 만드는 법 → p.89

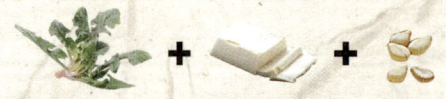

씀바귀무침 약이 되는 쓴맛

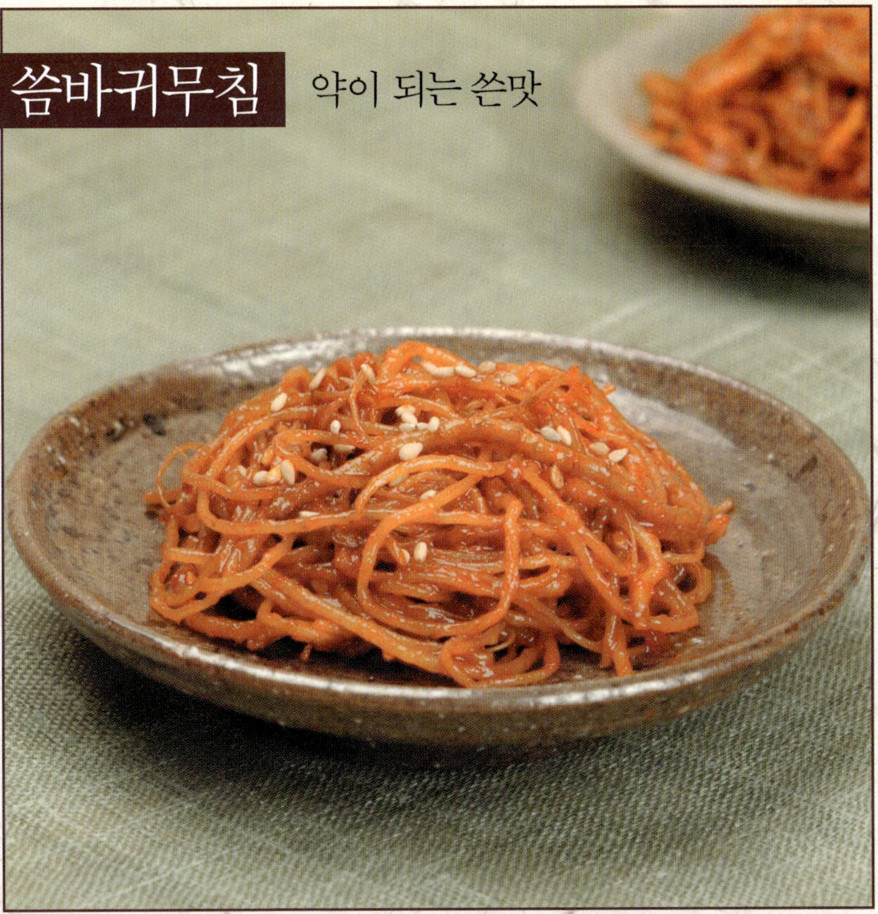

음식 궁합 씀바귀 + 깨소금

흥분했을 때 쓴 음식을 먹으면 약이 된다. 입에는 쓰나 속에는 대단히 좋아 특히 약재로 쓰면 좋다. 씀바귀 나물에 깨소금을 넣으면 불포화 지방산을 섭취할 수 있고, 단백질도 보충된다.

요리 만드는 법 → p.95

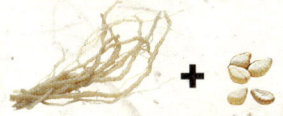

아욱새우된장국

구수한 맛과 단백질의 조화

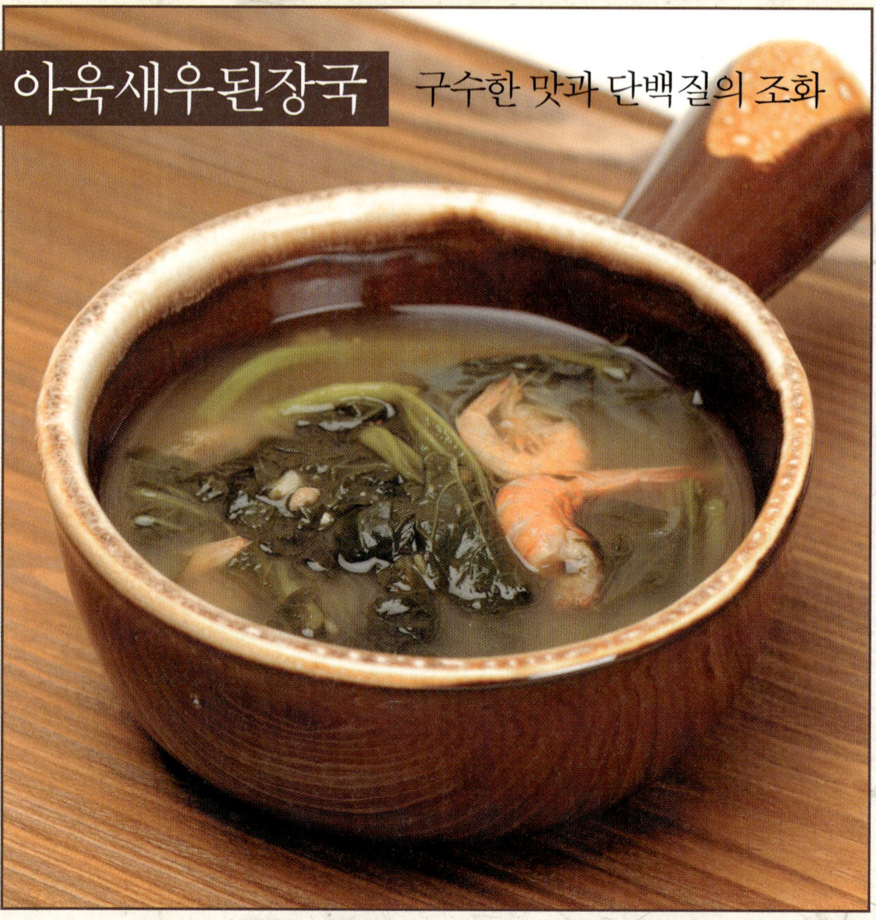

음식 궁합 아욱 + 새우

대부분의 채소에는 단백질과 필수 아미노산이 부족한데, 아욱의 영양 성분 중 부족한 성분을 가지고 있는 식품이 새우다. 특히 새우에는 단백질이 풍부해서 아욱과 함께 먹으면 영양의 이상적인 균형을 이룬다.

요리 만드는 법 → p.97

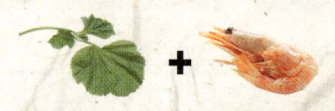

연근조림
스트레스 해소제

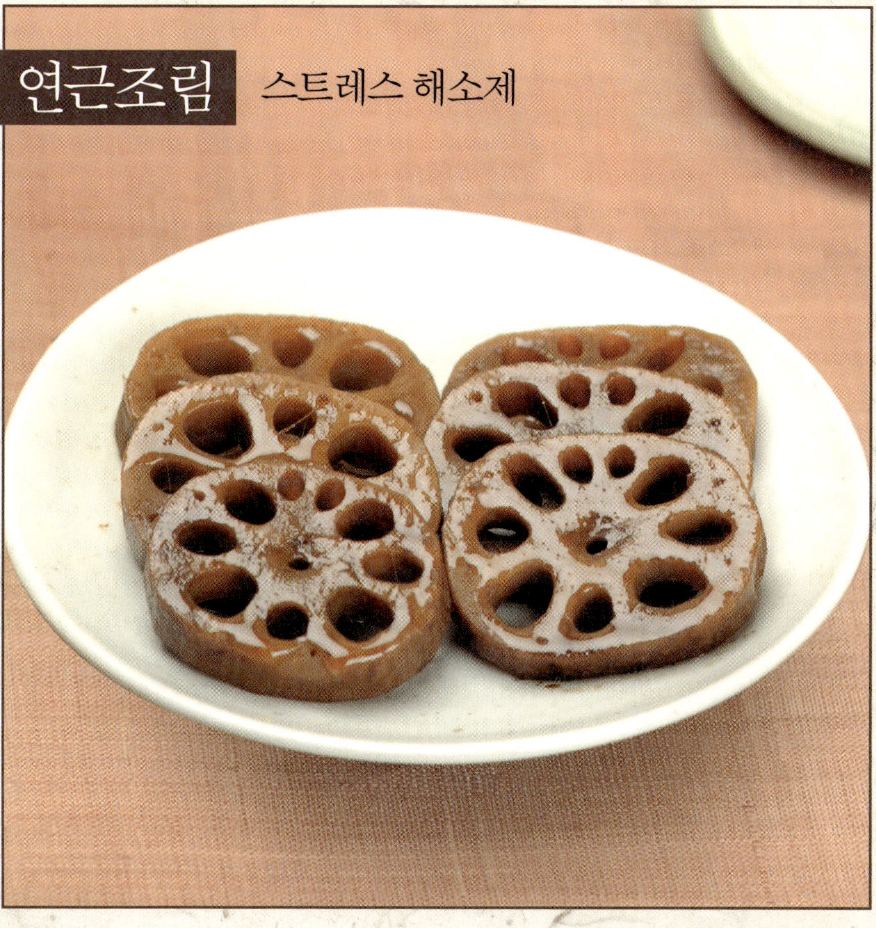

음식 궁합 연근 + 올리고당

연근은 신경을 안정시켜 주는 효과가 뛰어나서 신경 과민이나 스트레스로 인한 불면증을 해소해 준다. 올리고당은 칼로리가 거의 없어 열량 걱정이 없는 데다 당분이 가지고 있는 유효 기능은 충분히 발휘하기 때문에 연근 조림에 넣으면 좋다.

요리 만드는 법 → p.101

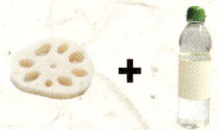

질경이묵나물

만병통치약 같은 나물

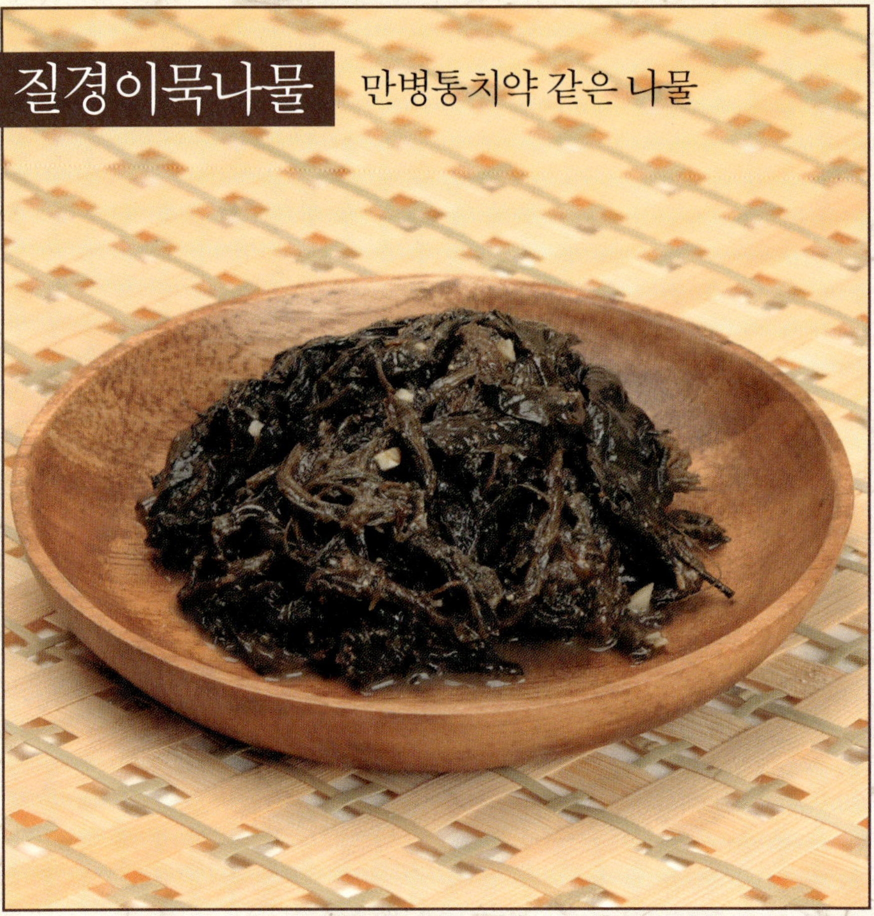

음식 궁합 질경이 + 들기름

씹을수록 구수한 맛이 배어나오는 묵나물은 집간장으로 간을 한 뒤 들기름이나 들깨를 넣어 함께 볶아 먹으면 더욱 맛있다.

요리 만드는 법 → p.109

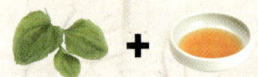

토란다시마탕

땅의 열매로 끓인 가을 보양식

음식 궁합 토란 + 다시마

다시마에 들어 있는 알긴이라는 당질이 토란의 수산석회와 유해 성분이 몸속에 흡수되는 것을 막아 주므로 토란탕을 끓일 때는 반드시 다시마를 넣어야 한다. 다시마의 감칠맛이 토란을 부드럽게 해 주는 효과도 있다.

요리 만드는 법 → p.111

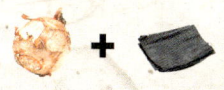

표고버섯돼지고기전

콜레스테롤 걱정 끝

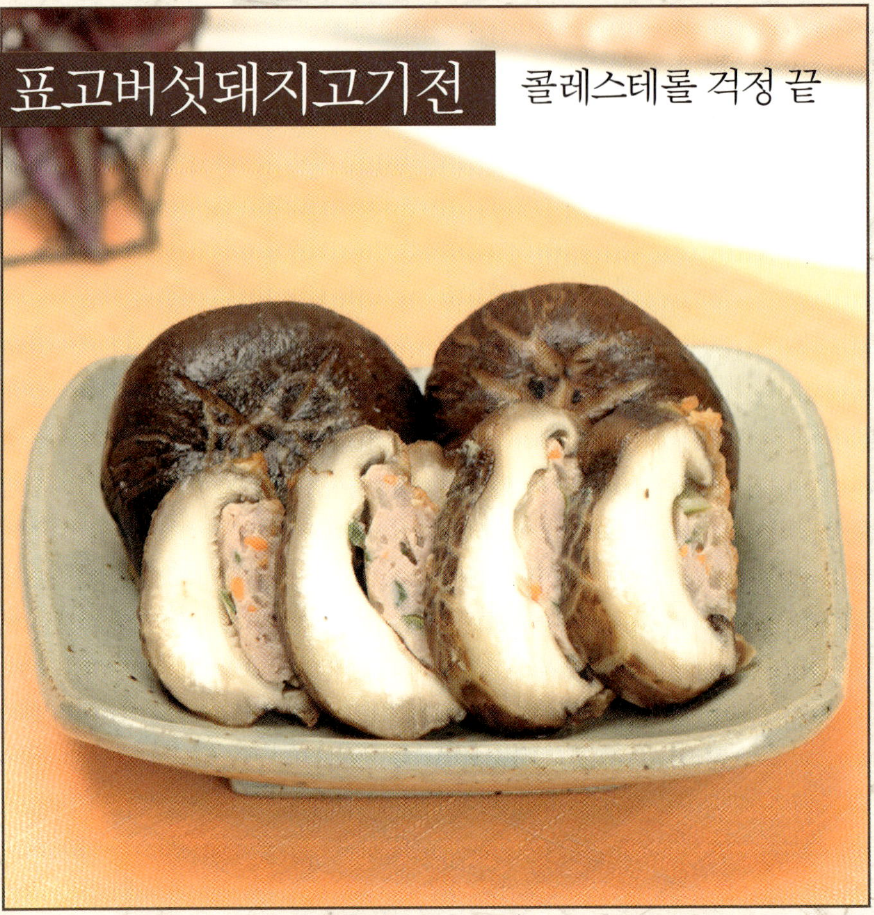

음식 궁합 표고 + 돼지고기

돼지고기의 가장 큰 단점은 특유의 잡냄새가 나고 콜레스테롤 함량이 높다는 것이다. 표고버섯과 함께 먹으면 콜레스테롤이 몸속에 흡수되는 것을 막을 수 있고 냄새도 줄어든다.

요리 만드는 법 → p.117

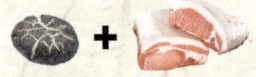

호박죽
소화·흡수가 잘 되는 간식

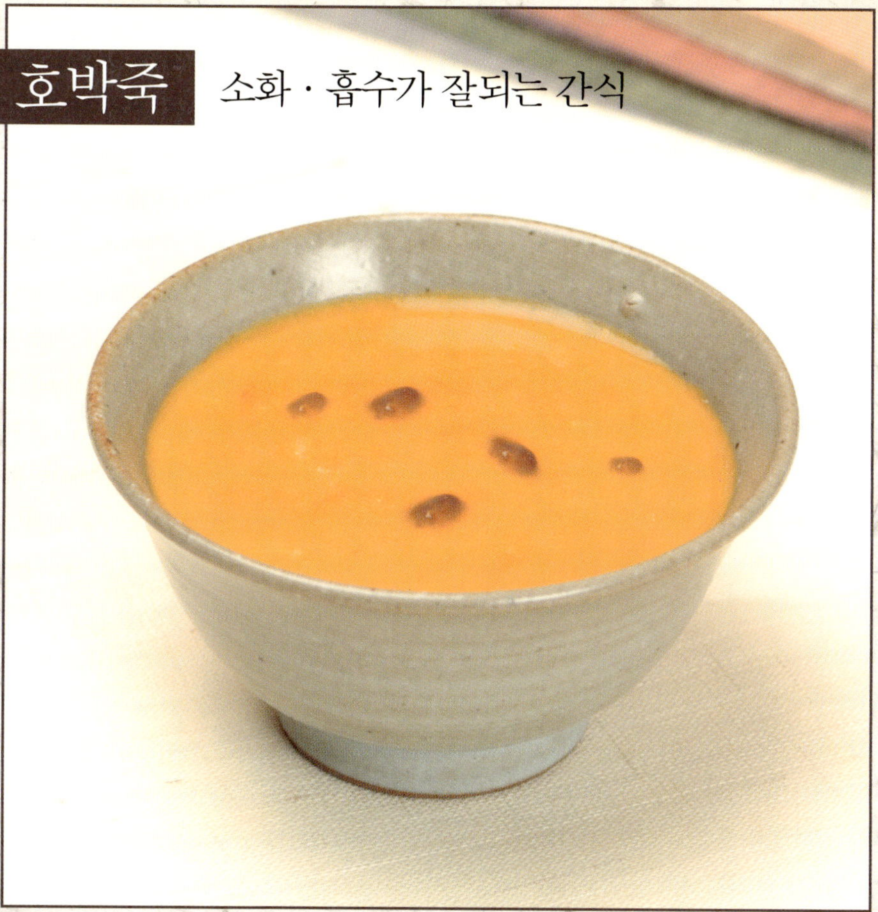

음식 궁합 호박 + 강낭콩

호박에는 베타카로틴이 풍부하고 강낭콩에는 단백질(글로불린)이 풍부해 함께 먹으면 단백가를 높일 수 있다. 필수 아미노산도 풍부하여 곡류(새알심)와 함께 먹으면 단백질 흡수율도 높아진다.

요리 만드는 법 → p.121

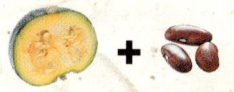

바나나스무디
효과 빠른 에너지 보충제

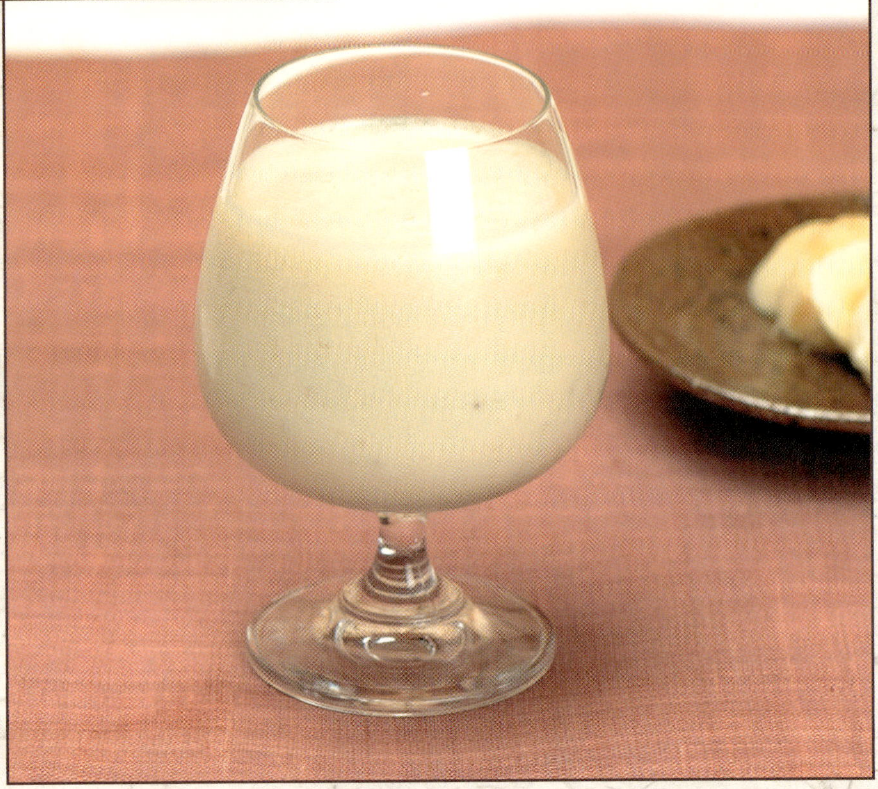

음식 궁합. 바나나 + 파인애플

즉효성 에너지원인 바나나는 운동하기 전에 먹으면 특히 좋다. 파인애플은 당질이 풍부한 데다 바나나에는 들어 있지 않은 구연산, 사과산, 주석산 등을 함유하고 있어 식욕을 증진시켜 준다.

요리 만드는 법 → p.133

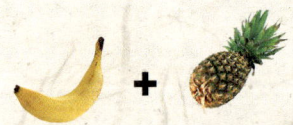

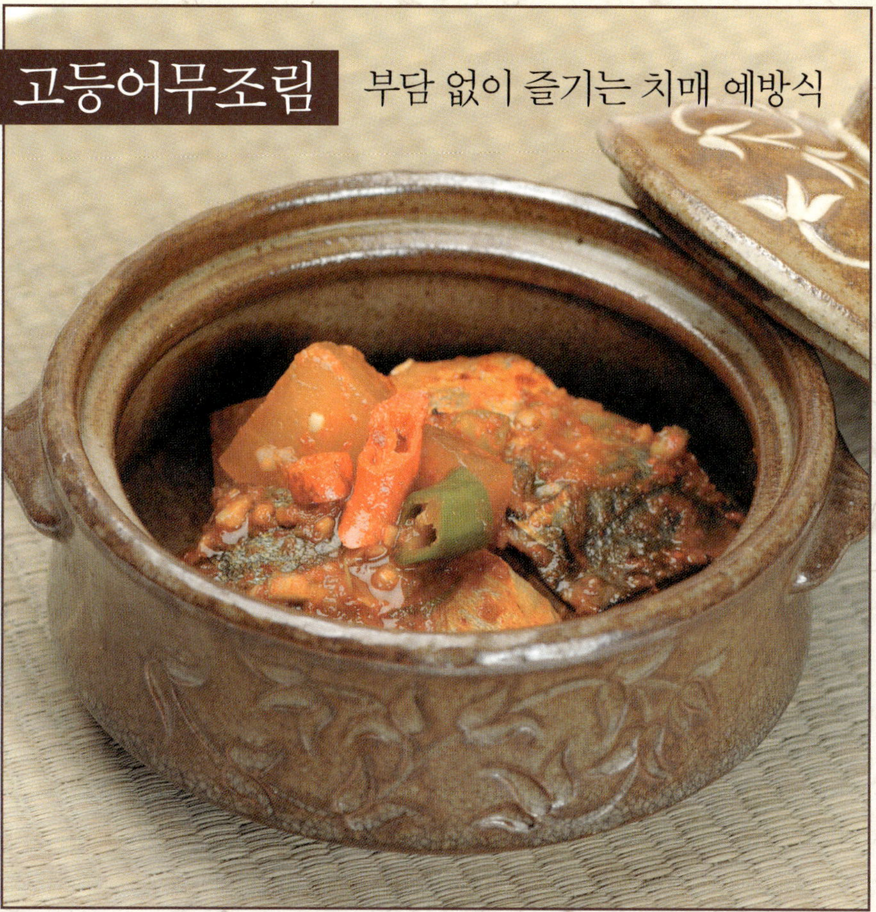

고등어무조림 부담 없이 즐기는 치매 예방식

음식 궁합 고등어 + 무

고등어를 조릴 때 무를 넣으면 무의 매운맛 성분인 이소시아네이트가 비린내를 가시게 한다. 또 무에는 비타민C 소화 효소가 풍부해서 생선이 가지고 있지 않은 영양을 보완해 준다.

요리 만드는 법 → p.155

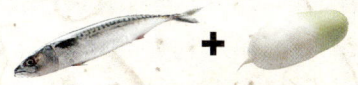

닭고기수삼냉채
담백하게 즐기는 보양식

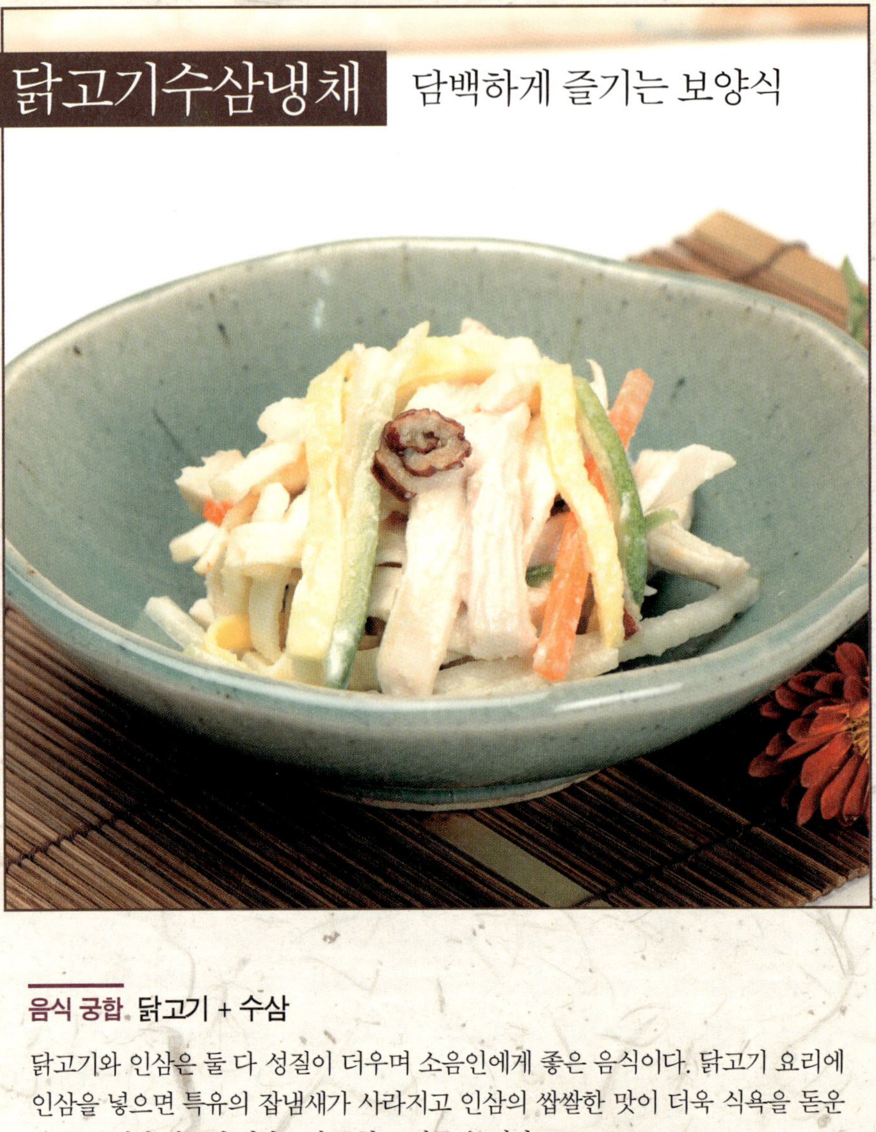

음식 궁합. 닭고기 + 수삼

닭고기와 인삼은 둘 다 성질이 더우며 소음인에게 좋은 음식이다. 닭고기 요리에 인삼을 넣으면 특유의 잡냄새가 사라지고 인삼의 쌉쌀한 맛이 더욱 식욕을 돋운다. 동물성과 식물성 영양소의 균형도 이룰 수 있다.

요리 만드는 법 → p.159

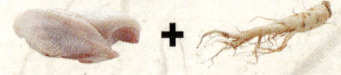

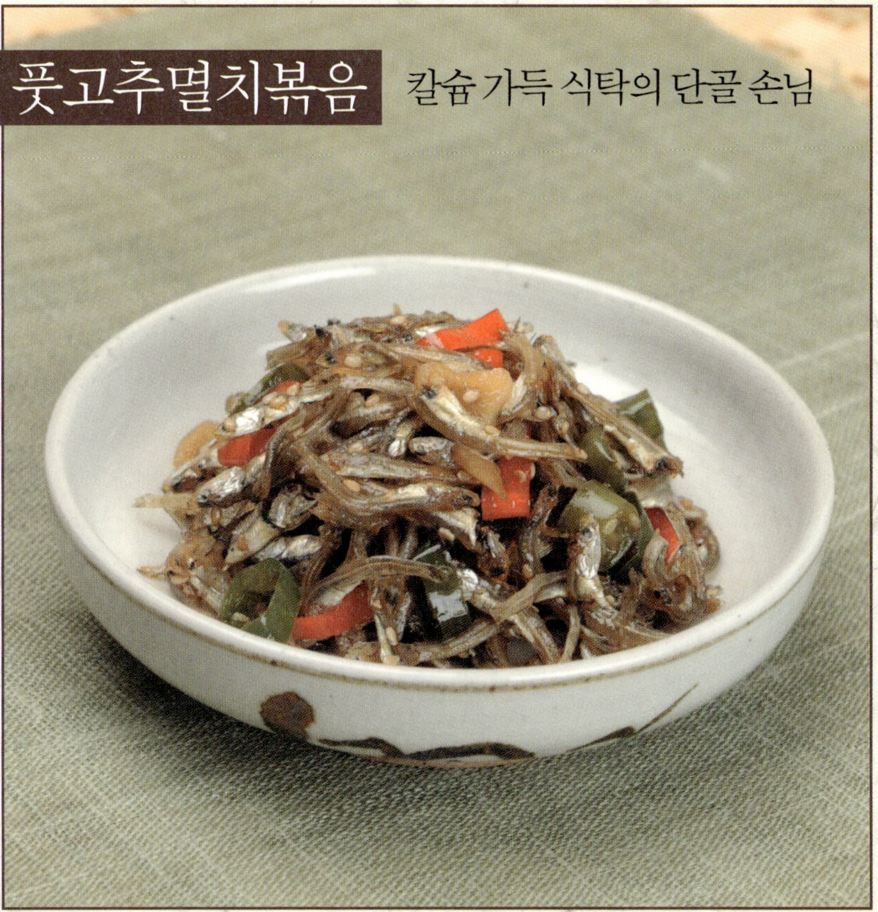

풋고추멸치볶음
칼슘 가득 식탁의 단골 손님

음식 궁합 멸치 + 풋고추

멸치를 볶을 때 풋고추를 넣으면 멸치에 전혀 들어 있지 않은 비타민C를 고추가 보충해 주어 영양의 균형을 이룰 수 있다. 고추장에 볶아 매콤달콤하게 즐기는 것도 좋은 방법이다.

요리 만드는 법 → p.163

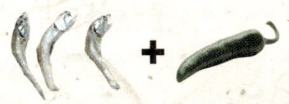

추어탕 영양이 균형 잡힌 가을 보양식

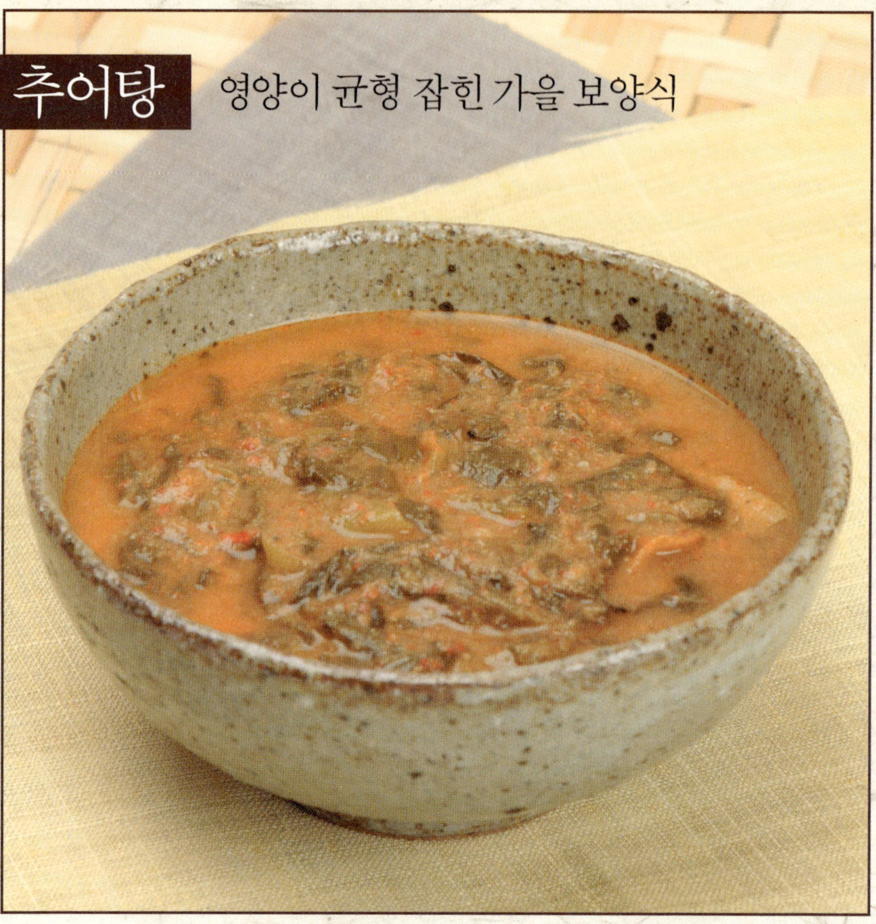

음식 궁합 미꾸라지 + 산초

곱게 간 미꾸라지에 각종 채소를 함께 넣고 끓인 추어탕은 동·식물성 재료가 균형을 이룬 보신 음식이다. 먹기 전에 산초가루를 뿌리면 비린내가 제거되어 더욱 깔끔하고 시원한 맛의 추어탕을 즐길 수 있다.

요리 만드는 법 → p.167

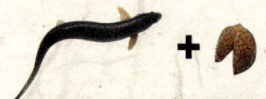

쑥갓조개탕

시원 담백한 바다의 선물

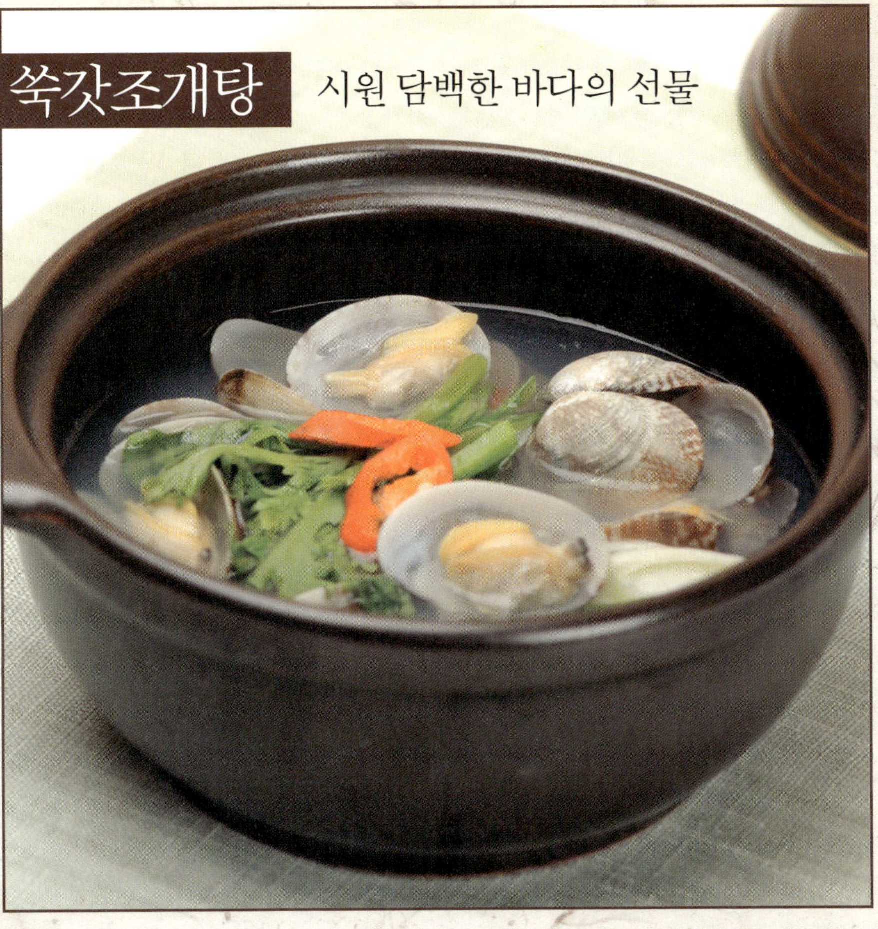

음식 궁합 조개 + 쑥갓

조개탕에 쑥갓을 곁들이면 시각적으로도 예쁘지만 조개류에 부족한 비타민A·C를 쑥갓이 보충해 준다. 산성 식품인 조개와 알칼리성 식품인 쑥갓이 조화를 이룬 균형 잡힌 요리이기도 하다.

요리 만드는 법 → p.181

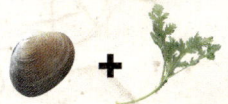

된장두부미역국

깊고 시원한 혈액 정화제

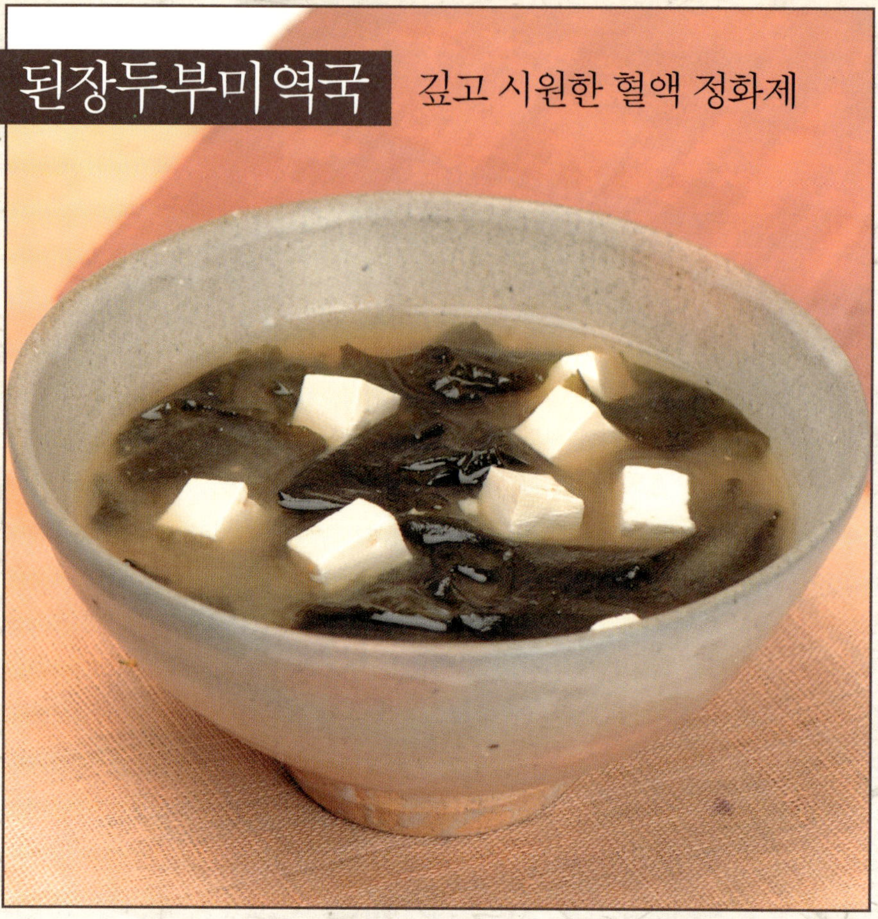

음식 궁합 두부 + 미역

콩의 유효 성분인 사포닌은 이로운 점도 있으나 과잉 섭취할 경우 몸속에서 요오드가 빠져나간다는 단점이 있다. 그래서 콩 제품을 먹을 때는 미역이나 다시마처럼 요오드가 풍부한 식품을 곁들이는 것이 좋다.

요리 만드는 법 → p.183

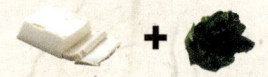

메밀총떡
영양이 풍부한 토속 음식

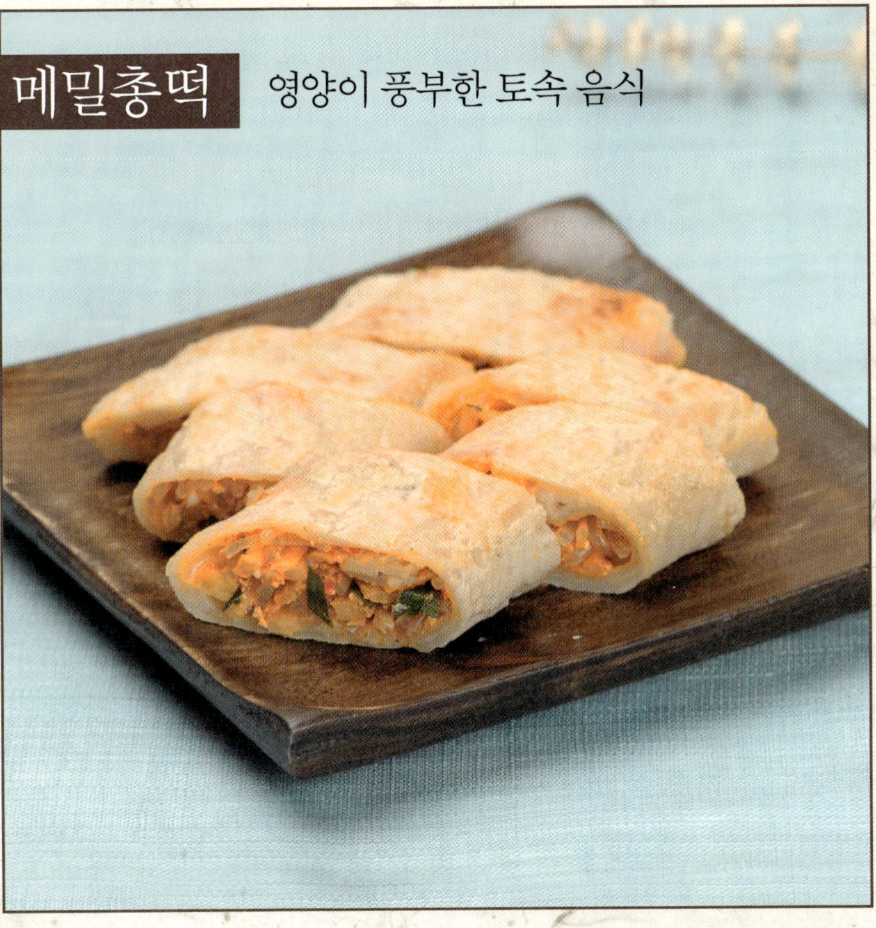

음식 궁합 메밀+무

메밀 껍질에는 살리실아민과 벤질아민이라는 독성 물질이 들어 있는데 무와 함께 먹으면 무에 풍부한 섬유질과 비타민C, 각종 소화 효소가 메밀 독을 풀어 주는 제독 효과를 발휘한다.

요리 만드는 법 → p.191

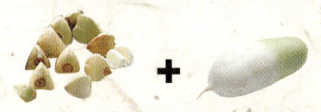

콩국수
필수 아미노산이 가득한 여름 별미

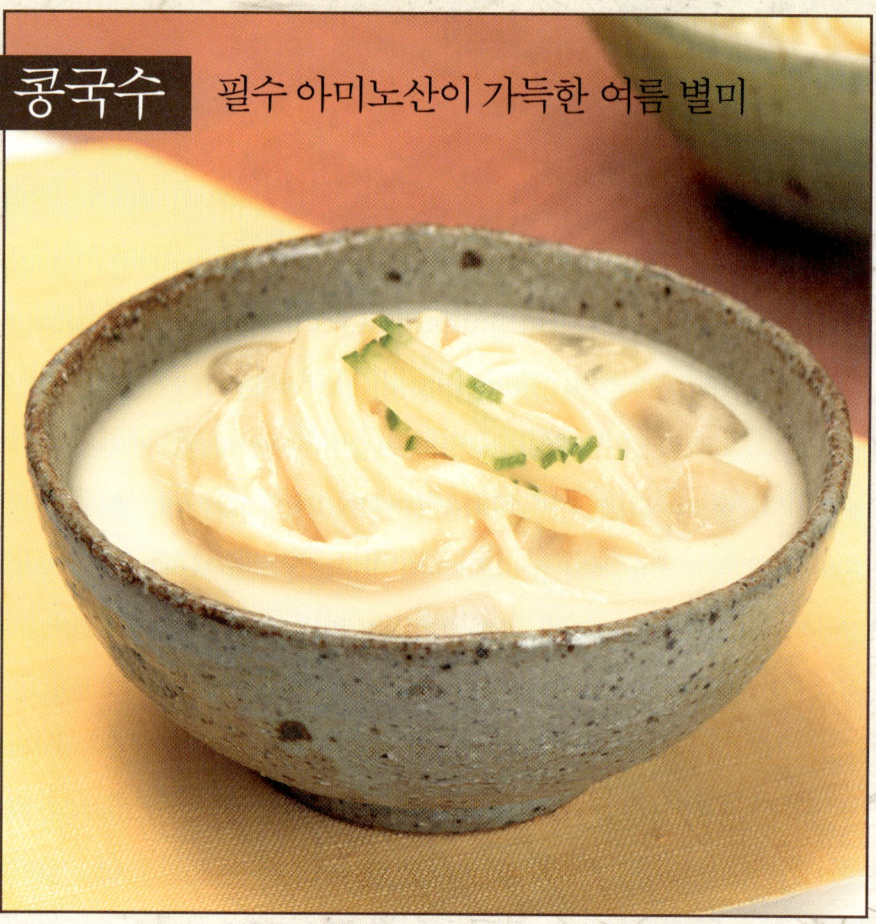

음식 궁합 콩 + 국수

밀가루 중의 단백질을 구성하는 필수 아미노산은 그 함량이 매우 낮지만 콩에는 이들 필수 아미노산이 3~4배나 많이 들어 있기 때문에 콩과 국수를 함께 먹으면 아미노산 상승 효과를 볼 수 있다.

요리 만드는 법 → p.205

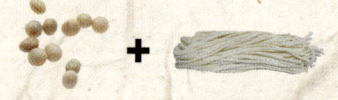

두부된장구이
콩의 영양소가 고스란히

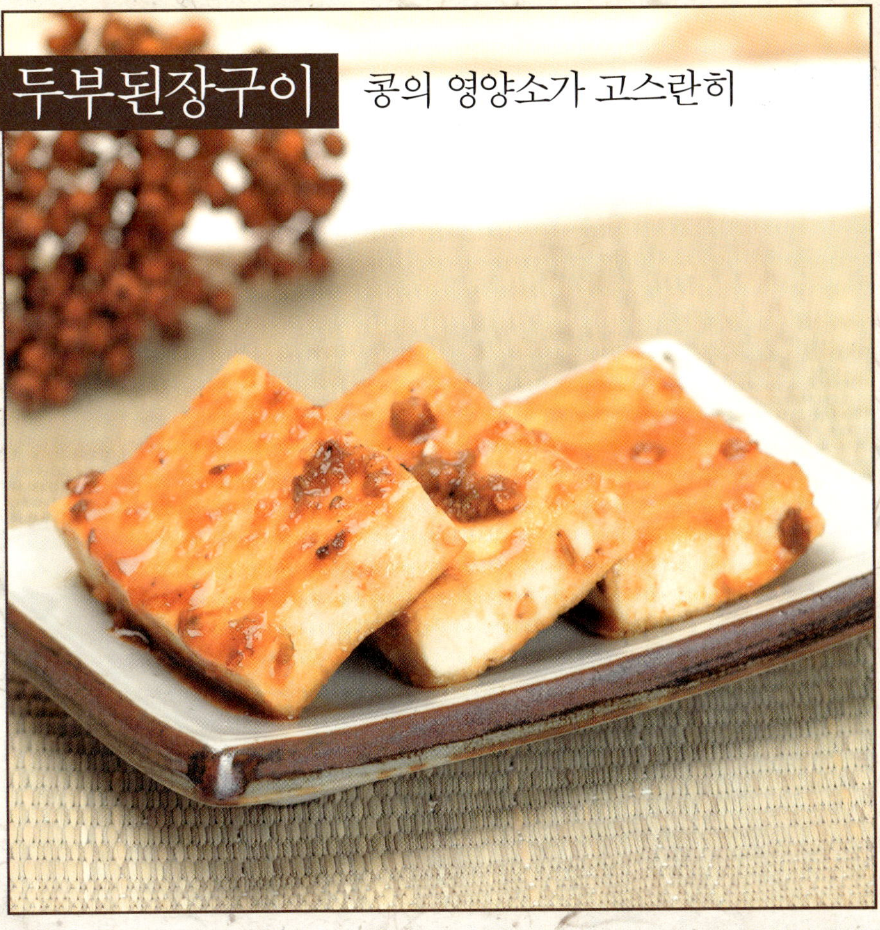

음식 궁합 두부 + 된장

콩은 날것으로 먹을 경우 소화율이 매우 낮지만 된장으로 먹으면 80%, 두부로 먹으면 95%로 크게 상승한다. 두부된장구이는 콩(대두)에 들어 있는 레시틴을 효율적으로 섭취할 수 있는 요리다.

요리 만드는 법 → p.205

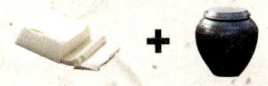

팥죽
먹을수록 몸이 가벼워지는 죽

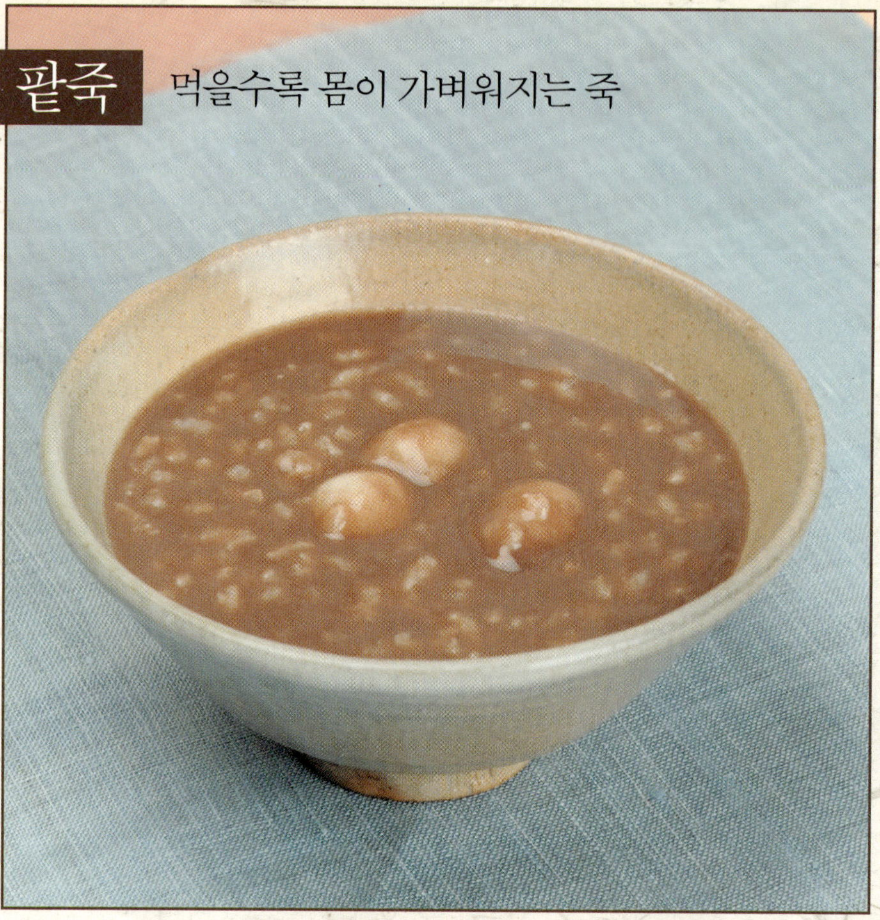

음식 궁합 팥 + 새알심(찹쌀)

새알심의 원료인 찹쌀의 구성 성분은 대부분 당질이다. 당질 대사를 위해서는 비타민B_1이 반드시 필요한데 팥은 곡류 가운데 비타민B_1 함량이 가장 높다. 그래서 팥죽을 먹을 때 새알심을 띄우면 당질을 효율적으로 대사할 수 있다.

요리 만드는 법 → p.207

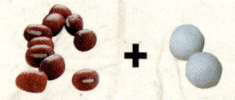

유태종 박사가 추천하는
장수 식품 88가지

유태종 박사가 추천하는
장수 식품 88가지

지은이 유태종
펴낸이 양동현
펴낸곳 도서출판 아카데미북
　　　　출판등록 제13-493호
　　　　136-034, 서울 성북구 동소문동4가 124-2
　　　　전화 02-927-2345　팩스 02-927-3199

초판 1쇄 인쇄 2010년 11월 1일
초판 1쇄 발행 2010년 11월 10일

ISBN 978-89-5681-121-5　13570

＊잘못 만들어진 책은 구입한 곳에서 바꾸어 드립니다.
＊지은이와의 협의에 의해 인지는 생략합니다.

www.academy-book.co.kr

유태종 박사가 추천하는
장수 식품 88가지

유태종 박사 지음

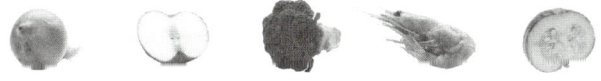

아카데미북

머리말
100세 청춘, 더 이상 꿈이 아니다

인간의 오랜 꿈은 불로장생(不老長生)이었다. 그러나 전 세계의 보양 건강 식품을 챙겨 먹으며 조금이라도 더 오래 살기 위해 애쓰던 진시황도 결국엔 그 꿈을 이루지 못하고 말았다.

1945년 해방 당시만 해도 우리나라 사람들의 평균 수명은 45세에 지나지 않았다. 그러던 것이 지금은 80세에 거의 육박하고 있다. 이렇게 된 것은 의료 기술의 발달과 식생활의 향상에서 그 이유를 찾을 수 있다.

이제 우리에게도 100세 수명이 한낱 꿈이 아니게 되었다. 말 그대로 100세 청년이 실현화될 날이 다가온 것이니 놀라지 않을 수 없다. 식생활만 잘 유지하면 120세까지 사는 것도 꿈이 아니다.

특히 음식을 먹되 궁합이 맞춰 잘 먹으면 맛도 있으려니와 영양의 균형을 이루어 건강 장수의 꿈을 이룰 수 있다. 그리스의 의성 히포크라테스도 일찍이 "약으로 고치지 못하는 병은 음식으로 고칠 수 있다."는 말로 먹는 것의 중요성을 설파했다.

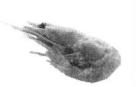

　이제 단순히 오래 산다는 것은 의미가 없다. 그보다는 어떻게 사느냐가 더 중요한, 양보다는 질이 중요한 시대가 되었다. 평생 병을 달고 살거나 식물 인간으로 오래 사는 것이 과연 무슨 소용이 있겠는가. 그래서 저자는 장수하며 젊게 사는 비결이라는 취지로 이 책을 집필했다. 이 책을 읽다 보면 조금만 노력하면 100세 건강·무병장수가 꿈이 아니라는 것을 알게 될 것이다.

　이 책의 출간을 위해 애써 주신 도서출판 아카데미북 사장님 이하 직원들께 심심한 사의를 표하는 바이다.

谷泉 유태종

차례

궁합이 맞는 장수 요리

머리말 100세 청춘, 더 이상 꿈이 아니다 4

1장 노인의 식생활

노인의 식생활, 특별할 필요 없다
건강 장수를 위한 유 박사의 식생활 지침 11

건강, 식생활에 달려 있다
다섯 가지 기초 식품군이 기본 14 | 조금씩, 골고루 먹자 15 | 비만과 식사 횟수 16 | 균형식은 이런 것 17 | 짜게 먹지 말자 18 | 체질식보다 균형식이 중요 20 | 등 푸른 생선을 많이 먹자 21 | 동·식물성 식품을 균형 있게 섭취하라 23

노인과 운동
운동은 10년을 젊게 한다 26 | 운동의 참뜻은 정신이 노화되는 것을 방지하는 것 27 | 유산소 운동, 어떻게 할 것인가? 28 | 건강 도우미 파워 워킹 29 | 노년기에 할 수 있는 그밖의 운동 31 | 혼자서 할 수 있는 신체 정리 체조 32 | 운동 부족으로 인한 여러 가지 증상 35

생활 습관과 식품의 관계
물만 잘 마셔도 건강해진다 37

노인과 건강 식품
DHA·EPA 38 | 블루베리 39 | 스피루리나 39 | 아카리쿠스버섯 40 | 알팔파 40 | 어린 보리 잎 액기스 40 | 유산균 41 | 타우린 42 | 레시틴 42 | 루틴 43 | 스쿠알렌 43 | 클로렐라 44 | 효모 44 | 상어 지느러미 45

2장 유태종 박사가 추천하는 장수 식품

채소류

가지 48 | 감자 50 | 결명자 52 | 고구마 54 | 고추 56 | 냉이 58 | 달래 60 | 당근 62 | 대추 64 | 더덕 66 | 도라지 68 | 두충 70 | 마 72 | 마늘 74 | 무 76 | 부추 78 | 브로콜리 80 | 상추 82 | 생강 84 | 송이버섯 86 | 시금치 88 | 쑥 90 | 쑥갓 92 | 씀바귀 94 | 아욱 96 | 양파 98 | 연근 100 | 영지 102 | 오이 104 | 우엉 106 | 질경이 108 | 토란 110 | 토마토 112 | 파 114 | 표고버섯 116 | 피망(파프리카) 118 | 호박 120

과일류

감 124 | 귤 126 | 레몬 128 | 매실 130 | 바나나 132 | 배 134 | 복숭아 136 | 사과 138 | 수박 140 | 유자 142 | 키위 144 | 포도 146

육류 및 해조류ㆍ어패류

간 150 | 게 152 | 고등어 154 | 굴 156 | 닭고기 158 | 돼지고기 160 | 멸치 162 | 문어 164 | 미꾸라지 166 | 바지락 168 | 새우 170 | 쇠고기 172 | 연어 174 | 오징어 176 | 장어 178 | 조개 180 | 해조류(미역&다시마) 182

유지류 및 견과류ㆍ곡류

들기름 186 | 땅콩 188 | 메밀 190 | 밤 192 | 보리 194 | 옥수수 196 | 올리브유 198 | 율무 200 | 참기름 202 | 콩 204 | 팥 206 | 호두 208 | 현미 210

알류 및 유제품ㆍ기타

녹차&홍차 214 | 달걀 216 | 빵 218 | 오리알 220 | 요구르트 222 | 우유 224 | 치즈 226 | 커피 228 | 후추 230

―――

제철에 나오는 신선한 식품을 중심으로 5가지 식품군이 골고루 배합되게 먹고 늘 긍정적인 마음으로 사는 것. 이것이 무병장수 백세 건강의 기본이다.

―――

1장
노인의 식생활

노인의 식생활, 특별할 필요 없다

노인(老人)을 한마디로 정의하기란 참으로 어렵다. 국제적으로 가장 많이 쓰이는 기준은 '65세 이상인 사람'으로 되어 있으나 생리적으로는 개인차가 매우 심해 정확한 기준을 정하기가 어렵다. 일반적으로는 성별, 유전 인자, 건강 정도, 성인이 된 후의 생활, 환경, 음식, 운동, 문화적 배경, 인간관계 등에 따라 조로형(早老型)·평균형(平均型)·지로형(遲老型)으로 나눌 수 있다.

주변에 보면 나이에 맞지 않게 늙어 보이는 사람이 있는 반면 나이를 가늠할 수 없을 만큼 젊어 보이는 사람도 있다. 이처럼 노화(老化)라는 숙명적 현상은 생물학적 변화 외에도 여러 인자에 따라 진행 속도가 달라진다. 그중에서 음식을 먹는 행위인 식사만 하더라도 단순하지가 않다. 식사를 단지 영양을 공급하고 배를 채우는 것이라 생각하면 오산이다. 식사는 식사 전 단계에서부터 먹을 때의 분위기, 환경, 그리고 식사가 끝날 때까지의 모든 과정이 중요하다.

음식을 만드는 행위인 요리는 시각·청각·미각·촉각·지각(知覺)을 필요로 하는 일이다. 재료의 선택에서 필요량의 결정, 절단 또는 분쇄, 조미, 담기에 이르기까지 종합적인 작업이기 때문이다.

　그렇다고 해서 특정 질병을 치료하기 위한 치료식이 아닌 이상 식단을 특별하게 꾸밀 필요는 없다. 한때 콜레스테롤이 적은 식사를 해야 한다고 요란을 피우며 달걀 노른자에는 콜레스테롤이 많으니 먹지 말아야 한다는 주장이 일기도 했다. 그러나 보통 사람은 하루에 달걀 3개 정도는 먹어도 상관이 없다. 달걀은 노른자에만 단백질이 35%, 흰자에는 60%나 들어 있는 최고의 식품이다. 중요한 것은 제철에 나오는 신선한 식품을 중심으로 5가지 식품군이 골고루 배합되게 먹는 것이다.

건강 장수를 위한 유 박사의 식생활 지침

　전 세계의 장수 지역을 돌아다니며 조사한 하버드 대학의 리프 교수는 "전 세계의 많은 장수자를 만나 보았으나 뚱뚱한 장수자는 세계에서 겨우 한 사람밖에 만난 적이 없다. 이것은 예외 중의 예외였다."라고 말했다. 이들 장수자들의 식생활을 참고하면 생활습관병(성인병) 예방에 도움이 될 것이다.

1. 편식을 피하고 제철 식품을 골고루 먹는다.
2. 육류와 생선, 달걀, 콩류를 매일 알맞게 먹는다.
3. 가능하면 채소를 많이 섭취하고, 과일도 곁들인다.
4. 지방질을 매일 조금씩 섭취한다.
5. 미역이나 다시마, 톳 등의 해조류를 자주 먹는다.
6. 우유를 매일 마신다.
7. 과식을 삼가고 천천히 즐겁게 먹는다.

당뇨병이나 신장병, 동맥경화, 고혈압, 심장병 등은 식생활과 밀접한 관계가 있다. 특히 오랫동안 불규칙적이고 영양이 불균형된 식생활을 계속하면 이들 질병에 걸릴 위험이 증가한다. 생활습관병을 이겨내고 젊은이와 같은 생활을 하고 있는 장수자들에게는 '100세 청년'이라는 표현이 잘 어울린다. 호적상의 나이는 큰 의미가 없다. 중요한 것은 나이를 의식하지 말고 하루하루를 충실하게 사는 것이다. 그리고 이것이야말로 무병장수의 기본이다.

건강, 식생활에 달려 있다

40년 전만 해도 보리 이삭이 팰 무렵이 되면 식량이 떨어져 가난한 사람들은 끼니를 잇기가 어려웠다. 그래서 산이나 들에 나가 나물을 캐다 곡식을 약간 넣고 물을 많이 부어 멀건 죽을 쑤어 먹으면서 보리가 날 때까지 근근이 연명했는데, 이 시기를 '보릿고개'라고 한다.

그러나 이제 보릿고개는 추억 아닌 추억이 되어 버렸고, 먹을 것이 풍부한 지금은 오히려 영양소의 과다 섭취가 문제되는 아이러니한 일이 벌어지고 있다. 패스트푸드나 인스턴트 식품이 범람하면서 지방은 과잉 섭취하고 있는 반면 비타민이나 미네랄처럼 건강 유지에 꼭 필요한 영양소 섭취량은 적은 영양 불균형이 문제되고 있는 것이다.

중국에는 옛날부터 '올바르게 식사를 하면 병들지 않는다. 병은 식사로 바로잡고, 그래도 낫지 않을 때는 약을 쓰면 된다.'고 하는 '의식동원(醫食同源)'의 사고가 전해 오고 있다. 고대 그리스 의학의 시조인 히포크라테스도 '음식으로 고치지 못하는 병은 의사도 고치지 못한다.'고 하여 먹는 것의 중요성을 강조했다. 이것만 보아도 동서양을 가리지 않고 음식으로 병을 고쳤다는 것을 알 수 있다.

한 사람의 신체와 영양 상태는 과거의 식생활과 직결된다. 이를테면 태아의 건강은 어머니의 식생활에 좌우되고, 학령기의 영양 상태는 영·유아기 때의 식생활과 연관된다. 특히 장년기에는 지나친 영양 섭취로 인한 비만이 가장 큰 문제이므로 먹는 것에 더 신경을 써야 한다. 이 시기에는 소비 열량과 섭취 열량이 균형을 이룰 수 있도록 활동량이 많은 아침과 점심 식사를 위주로 하고, 저녁은 간단히 먹는 것이 좋다. 또 지방이 함유된 식품은 가능하면 피하고, 단백질이나 무기질, 비타민이 풍부한 식품을 중심으로 먹는 것이 좋다. 그리고 노년기에는 노화를 막기 위해 과식을 금하고 곡류 섭취량을 줄이되 단백질과 철분, 비타민이 풍부한 고기의 근육 부분과 생선을 많이 섭취하는 것이 좋다.

다섯 가지 기초 식품군이 기본

균형 잡힌 식사는 사람이 건강을 유지하기 위해 실천해야 할 가장 기본적인 원칙이다. 이를 잘 이해한다는 것은 그만큼 건강에 도움이 된다는 것을 뜻한다.

건강을 유지하기 위해서는 몸속의 에너지가 충분히, 그리고 지속적으로 공급되어야 한다. 탄수화물·지방·단백질이 바로 그것으로, 이들 영양소는 활동하는 데 필요한 에너지를 만들어낸다. 그런데 문제는, 우리가 필요로 하는 모든 영양소를 포함하고 있는 단일 식품은 없다는 것이다. 여러 가지 식품을 골고루 섭취하라는 것도 이 때문이다.

우리나라에서는 편의를 위해 영양소 조성이 비슷한 식품끼리 모아 다섯 가지 기초 식품군으로 나누고, 이들을 매일 식사에 포함할 것을 권장하여 필요한 영양소의 대부분을 음식을 통해 섭취할 수 있게 해 놓았다.

> **우리 몸에 반드시 필요한 5가지 기초 식품군**
> - **제1군** 단백질의 주 공급원 : 고기, 생선, 알류, 콩류
> - **제2군** 칼슘의 주 공급원 : 우유 및 유제품, 뼈째 먹는 잔생선
> - **제3군** 비타민과 무기질의 주 공급원 : 과일류, 채소류
> - **제4군** 탄수화물의 주 공급원 : 곡류, 감자류
> - **제5군** 지방의 주 공급원 : 유지류, 종실류

이것을 참조하여 각 식품군이 골고루 포함된 식사를 하면 몸이 필요로 하는 영양소를 대부분 섭취할 수 있다. 단, 같은 식품군에 속하더라도 영양소의 조성이 다양하므로 한 가지 식품보다는 여러 가지 식품을 골고루 섭취하는 것이 좋다.

조금씩, 골고루 먹자

건강한 몸을 만들기 위해서는 영양적으로 균형 잡힌 식사를 하는 것이 가장 중요하다. 즉 단백질·지방·당질·비타민·미네랄의 다섯 가지 영양소와 제6의 영양소라 불리는 식이섬유를 지나치게 많거나 부족하지 않게 섭취해야 한다.

사람이 평소에 자주 먹는 식품의 종류는 약 600종이다. 그러나 이 중 한 가지 식품만 계속해서 섭취할 경우 오히려 영양의 균형이 무너진다. 그보다는 가능하면 많은 종류의 식품을 조금씩 다양하게 먹는 것이 중요하다. 한 걸음 더 나아가 하루에 총 30가지 식품을 먹는 것이 가장 이상적이다. 이렇게 하면 같은

종류의 식품에 치우칠 일 없이 다양한 종류의 식품을 섭취할 수 있다. 현실적으로 매일 30가지 식품을 섭취하기란 쉽지 않으므로 단시간에 달성하려고 하지 말고 천천히 노력해 보자.

비만과 식사 횟수

살이 쪄서 고민하는 사람들이 많아졌다. 체중이 1kg 늘면 혈관도 늘어나는데, 모세 혈관까지 합치면 3km 이상 증가한다고 한다. 몸속에 그만큼 부양해야 할 가족이 늘어나니 심장을 비롯한 여러 기관이 혹사당하는 것은 당연하다.

한때 식사량을 대폭 줄이는 기아 요법(饑餓療法)에 가까운 감식 요법(減食療法)이 유행하여 일주일에 1kg이 줄었다느니, 2개월 만에 10kg이 줄었다느니 하면서 좋아하는 사람이 많았다. 그런데 이렇게 무리한 방법으로 감량을 하게 되면 얼굴이나 배, 다리에 있는 군더더기 지방은 의외로 줄어들지 않고 생리적으로 중요한 기관, 즉 간장이나 신장 등이 쭈글쭈글해지는 경우가 생긴다. 이렇게 되면 빈혈이나 생리 불순, 간장 장애와 같은 돌이키기 어려운 건강 문제가 생긴다.

이러한 사실은 미국의 군의관인 베로이트 박사의 실험으로도 입증되었다. 비만증인 군인들을 대상으로 기아 요법과 1,000kcal를 제한한 지방식 두 그룹으로 나누어 실험한 결과 두 그룹 모두 체중이 줄었다. 하지만 지방식 그룹은 군더더기 지방이 빠진 반면 기아 요법을 한 군인들은 주로 몸을 구성하는 단백질, 즉 혈액이나 근육, 내장 등이 줄어 체중이 줄어든 것이다.

갑자기 식사량을 줄이면 수명이 그만큼 단축된다. 식사 횟수를 줄인다고 해서 체중 감소 효과를 볼 수 있는 것도 아니다. 아침 식사나 점심 식사를 거르더라도 배가 고파 저녁 식사를 많이 하거나 자신도 모르는 사이에 간식을 먹게 되기 때문이다. 즉 식사 횟수를 줄이면 오히려 살이 더 찌기 쉽다. 부족한 영양을 조금이라도 저장해 두려는 비상 수단을 취하기 때문이다. 그렇게 되면 적게 먹어도 체지방으로 쉽게 바뀌는 악순환이 일어난다. 식사 횟수를 줄인 동물을 조사해 보면 위나 장이 커지거나 소화액의 분비가 많아져 음식의 소화·흡수가 촉진되어 오히려 지방이 더 축적된다는 실험 결과도 나와 있다.

프라하영양연구소에서의 실험도 이를 입증하고 있다. 같은 양을 적은 횟수로 먹은 경우보다 여러 번 나누어 자주 먹은 쪽이 피하 지방이 덜 붙고 체중 증가량도 적었다고 한다. 식사 횟수를 줄이면 줄일수록 체중이 증가하고 혈중 콜레스테롤 양도 많아졌다. 또한 하루의 식사 횟수가 적을수록 심장병 발생 빈도도 높았다. 식사 횟수를 줄이면 줄일수록 혈당치를 정상으로 유지하려는 힘이 떨어져 췌장의 기능이 약화되어 당뇨병에 잘 걸린다는 사실도 밝혀졌다.

식사 횟수를 무작정 줄이기보다는 하루 3회, 노인의 경우라면 매 끼 과식하지 않고 조금씩 여러 번에 나누어 먹은 것이 비만을 예방하는 길이자 장수의 비결이다.

균형식은 이런 것

1. 주식에 부식은 2가지 주식은 제4군인 쌀이나 빵, 면류를 통해 섭취한다. 주된 부식은 제1군인 생선류와 육류, 그리고 콩제품을 중심으로 제2군인 우유와 제5군인 유지류를 첨가하고, 3군과 4군인 채소를 곁들이면 영양을 골고루 섭취할 수 있다.

2. 세 끼를 반드시 먹는다 하루에 30가지 식품을 먹으려면 한 끼에 평균 10가지 식품을 섭취해야 한다. 한 끼라도 거르면 30가지 식품을 섭취하기 어렵다.

3. 가능하면 집에서 만들어 먹는다 조리하는 데 시간을 많이 들일수록, 또 외식을 적게 할수록 섭취하는 식품 수와 영양소가 많아진다. 주부가 솜씨를 발휘하여 정성스럽게 조리한다는 것은 그만큼 가족 건강에 신경 쓴다는 증거이기도 하다.

4. 가공 식품은 반드시 손을 본다 인스턴트 라면에는 채소나 달걀을 넣거나 우유 또는 과일을 곁들인다. 외식을 할 때는 일품요리보다 반찬 가짓수가 많은 요리를 선택하고, 면류나 덮밥을 먹을 때는 샐러드나 국, 찌개를 곁들이면 4~5가지 식품을 더 섭취할 수 있다.

5. 가족이 함께 식사한다 부모와 자녀 또는 3대가 한 집에서 살면 좋아하는 음식이 제각각일 수밖에 없다. 그래서 가족이 좋아하는 요리를 하다 보면 식단이 풍부해지는 것은 당연하다. 뿐만 아니라 가족이 모여 함께 식사하면 소화액이 많이 분비되어 영양분도 더 잘 흡수된다.

짜게 먹지 말자

소금은 음식에 쓰이는 두루 쓰이는 귀중한 조미료일 뿐만 아니라 자극제나 활력제로도 이용된다. 음식의 맛을 내는 소금의 주성분은 염화나트륨으로, 이 중 문제가 되는 것은 나트륨이다. 나트륨은 우리 몸에 흡수되면 혈장과 세포, 간액의 주성분이 되어 체내 수분 대사와 산과 염기의 균형, 세포막의 투과 및 정상적 근육 활동에 관여한다. 체액의 삼투압을 유지하는 중요한 기능도 하여 체액 중의 소금 농도가 줄어들면 체액도 줄어들고, 반대로 소금이 증가하면 체액도 증가한다. 소화액의 분비에 관여하고 신장에서 매우 중요한 생리 기능을 담당하는 것도 나트륨이다.

세포 내의 삼투압은 칼륨에 의해 유지되고, 세포 밖의 삼투압은 소금에서 나오는 나트륨에 의해 유지되어 서로 균형을 이룬다. 따라서 칼륨이나 나트륨 가운데 어느 하나라도 과도하게 섭취하거나 모자라면 이 균형이 깨져 몸에 이상이 온다. 또 몸에서 염분이 과다하게 손실되면 기운을 차릴 수 없다. 이는 소금이 부신 피질에 작용하여 힘을 내게 하는 작용도 하기 때문이다.

이처럼 소금은 체내 대사에 꼭 필요한 성분이지만 과잉 섭취하면 세포 외액이 증가하여 온몸이 붓고 심장에 부담을 주어 고혈압이나 동맥경화, 뇌졸중을 유발하는 원인이 되기도 한다.

정상적인 생리 기능과 균형을 유지하는 데 필요한 소금의 양은 하루에 0.5g 정도다. WHO(세계보건기구)에서는 하루에 10g 이하, 독일은 하루 5~8g, 미국은 5g 이하를 권장량으로 정해 놓고 있다. 이는 천연 식품에 포함된 양으로도 쉽게 충당할 수 있는 양이다. 그러나 현재 우리나라의 1인당 1일 소금 섭취량은 20g으로, 권장량을 훨씬 웃돈다. 특히 우리나라는 곡류의 과잉 섭취와 염장 저장 식품의 이용 등 짜게 먹는 습관이 있어서 소금 섭취량을 갑자기 줄이기가 어려운 형편이다. 따라서 소금 섭취량을 하루에 10g 정도로 정해 놓고 조금씩 줄여 나가려는 노력을 해야 한다.

일본의 경우 국민 1인당 1일 평균 소금 섭취량은 12.5g으로, 최근 들어 더 감소하는 경향을 보이고 있으며, 이와 동시에 뇌

출혈에 의한 사망률도 현저히 감소하고 있다고 한다.

과거에 비해 식생활이 많이 변한 것이 사실이나 짜게 먹는 습관은 변하지 않고 있다. 소금 섭취량을 줄이려면 간장이나 된장, 고추장 등의 사용량을 줄이는 동시에 식염을 많이 넣어 만든 가공 식품과 젓갈류의 섭취도 제한해야 한다. 아울러 신선한 채소와 과일을 많이 먹고, 곡류와 육류 역시 가공 식품보다는 집에서 직접 조리해 싱겁게 만들어 먹는 것이 좋다. 식탁에서 식염이나 간장을 많이 사용하는 습관도 고쳐야 한다.

체질식보다 균형식이 중요

한국 사람이라면 다 알고 있는 건강 상식이 있다. 건강하게 살려면 자기 체질에 맞는 식품을 먹어야 한다는 것이 그것이다. 하지만 자기 체질에 맞는 식품만 골라 먹는 것은 완전한 식생활이 아니다.

인간이라면 누구나 체질에 상관없이 필요로 하는 5대 영양소가 있다. 하지만 이는 크게 분류한 것일 뿐 그 종류는 매우 다양하다. 비타민만 해도 A·B·C·D·E·F·K·P 등으로 매우 다양하다. 이런 식으로 사람에게 꼭 필요한 영양소와 성분을 모두 정리하면 무려 50가지나 된다. 그러나 이들 성분을 모두 가지고 있는 단일 식품은 한 가지도 없다.

한국인과 일본인의 식생활을 비교해 보면, 한국인은 유난히 웅담이나 녹용, 보신탕 등의 보신 음식을 선호한다. 그렇다면 한국인이 일본인보다 더 오래 사는 것이 이치에 맞을 텐데 결과는 그렇지 않다. 일본이 세계 제일의 장수국이 된 데는 정부 차원의 식생활 개선 노력으로 국민들이 균형식을 했기 때문이다.

그들은 경제 발달과 동시에 학교 급식을 비롯한 균형식 운동을 활발히 전개했다.

반면 우리는 일본과 반대로 생활에 여유가 생기면서 보신 식품에 관심을 갖기 시작했다. 그러나 강장 식품 위주의 식생활이나 채식 위주의 식생활을 고집하는 것만큼 심한 편식은 없다. 이러한 식생활을 하다 보니 몸에 필요한 50가지 성분 중 넘치는 것이 있는가 하면 부족한 것도 많아진 것이다.

현대 식품 영양학에서 먹어서 안 되는 음식은 없다고 본다. 먹어서 두드러기가 나거나 설사를 일으키는 알레르기 식품이 아닌 이상 굳이 가릴 필요가 없는 것이다. 제철 식품을 골고루 먹는 것보다 이상적인 식생활은 없기 때문이다. 결국엔 체질식이 아니라 균형식이 답이라는 결론에 다다를 수 있다. 체질 이론을 특정 보양식에 치우쳐 편식하지 말라는 조언으로 새겨듣는다면 좋을 것이다. 원래 우리의 전통 식단은 조리법과 가짓수를 다양하게 하여 골고루 먹는 것이다. 이 기본만 지킨다면 편식에 의한 영양상의 문제는 없을 것이다.

등 푸른 생선을 많이 먹자

옛날부터 중국에서는 물고기를 먹으면 머리가 총명해진다는 '魚可使頭腦聰明(어가사두뇌총명)'이라는 말이 전해진다. 영국에도 '물고기는 두뇌식(Fish is brain foods)'이라는 말이 있다. 이처럼 정확한 이유도 모르면서 예부터 생선은 두뇌에 좋다고 인식되어 왔다.

등 푸른 생선을 가장 많이 먹는 사람들은 에스키모인이다. 일반적으로 에스키모인들은 고래와 물개를 잡아먹고 산다고 알려져 있는데, 사실은 어업이 발달하지 않았기 때문에 작살로 생선을 잡으며, 그중에서도 특히 등 푸른 생선을 많이 먹는다. 등 푸른 생선은 콜레스테롤이 함량이 높긴 하지만 연구 결과에 의하면 에스키모인 중에는 심장병 환자가 없고 혈압도 대부분 정상이며, 콜레스테롤 수치도 정상이다. 채소와 과일을 먹지 않는 심한 편식을 하는데도 불구하고 당뇨 환자가 없고, 평균 수명은 짧아도 사는 동안만큼은 무척 건강하게 사는 것이다. 이러한 사실에 근거하여 조사를 해 본 결과 등 푸른 생선 속에 들어 있는 EPA(에이코사펜타엔산)와 DHA(도코사헥사엔산)라는 불포화 지방산 덕분인 것으로 확인되었다. 생선에서 EPA와 DHA를 채취하여 동물 실험을 해 본 결과 혈관에 늘어 붙은 콜레스테롤을 씻어 내리는 생리적인 특성이 있음이 밝혀졌다.

　이러한 이유로 에스키모인들은 콜레스테롤이 많이 함유된 생선을 먹는데도 불구하고 건강했던 것이다.

　횟감으로 인기 높은 참치가 두뇌 건강에 좋다고 유명해진 것도 EPA 덕분이다. EPA는 해로운 콜레스테롤(LDL)을 감소시키고 유익한 콜레스테롤(HDL)의 양은 증가시키고, 혈중 콜레스테롤과 지방이 축적되는 것을 막아 주는 성분이다. 바꾸어 말하면 혈액의 흐름을 좋게 하고 피를 맑게 해 준다. 생선을 많이 먹는 어촌에는 장수하는 사람이 많고, 에스키모인의 경우에도 심장병과 뇌경색 발병률이 거의 없는 것으로 보아 EPA의 영향이 크다는 사실을 알 수 있다.

　DHA는 사람을 비롯한 동물의 뇌를 구성하는 주요 구성 물질로 뇌를 충실하게 해 주며, 동물의 뇌 말고는 수산물에만 함유되어 있다. 흡수 속도가 매우 빨라 섭취한 지 일주일이 지나면 뇌의 구성 성분으로 바뀐다. 지금은 알츠하이머형 노인성 치매에 대한 DHA의 효과를 연구 중이다.

참고로 생선에 함유되어 있는 DHA 함량은 다음과 같다.

> 참치(29.9mg), 삼치(15.6mg), 전갱이(14.5mg), 방어(14.3mg), 고등어(13.2mg), 도미(11.0mg), 정어리(10.7mg), 꽁치(10.6mg).

그 밖에도 등 푸른 생선에는 심장병과 고혈압을 예방하고 치료하는 데 도움이 되는 성분이 많이 들어 있다. 철분도 그중 하나다. 등 푸른 생선의 살이 붉은 것은 근육과 혈액에 헤모글로빈과 미오글로빈이 들어 있기 때문이다. 철은 그 성분 중에 들어 있는 영양소로, 눈다랑어 100g에는 철분이 4mg이나 들어 있다. 이는 쇠고기의 2배, 돼지고기와 닭고기의 4배에 이르는 양으로, 특히 등 푸른 생선의 철분은 헤모철이라는 흡수되기 쉬운 형태로 살코기에 존재한다. 흡수 효율은 채소 중에 많이 함유되어 있는 철분의 7배나 된다. 즉 꽁치나 참치 100g을 먹는 것은 돼지고기 400g을 먹는 것과 같다. 채소를 통해 같은 양을 섭취할 경우에는 7배나 되는 양을 먹어야 한다. 4mg이면 성인 여성이 하루에 필요로 하는 철분의 1/3에 해당한다. 그런 면에서 등 푸른 생선은 빈혈을 예방하는 최고의 식품이기도 하다.

동·식물성 식품을 균형 있게 섭취하라

동물성 식품은 건강에 좋지 않고 식물성은 좋다는 생각을 갖고 있는 사람들이 많다. 동물성 식품을 많이 먹는 사람들이 심장병이나 고혈압 동맥경화 등에 걸리는 빈도가 높기 때문이다.

하지만 실제로는 그렇지 않다. 이른바 세계 3대 장수촌(파키스탄의 훈자, 에콰도르의 빌카밤바, 러시아의 코카서스)으로 알려져 있는 곳의 장수자들의 식생활을 보면 동·식물성 식품을 가리지 않고 먹는다. 이들의 가장 큰 차이는 동물성 식품에는 단백질이 많이 들어 있고 콜레스테롤 함량이 높다는 것이다. 영양적인 면에서 볼 때 단백질은 함량보다 질이 더 중요하다. 좀 더 자세히 말하자면 단백질을 구성하는 아미노산 성분이 중요하다. 일반적으로 식품에 들어 있는 아미노산의 종류는 20종이다. 그중 사람이 스스로 만들지 못해 식품을 통해 섭취해야만 하는 8종의 아미노산을 필수 아미노산이라고 한다.

 동물성 식품은 식물성 식품에 비해 필수 아미노산이 골고루 많이 들어 있다. 세포를 구성하는 데 효율적이고 항체 형성에도 효과적이다. 따라서 곡류를 많이 먹는 사람은 동물성 식품을 알맞게 먹는 것이 중요하다. 게다가 같은 동물성 단백질이라도 생선의 지방은 불포화 지방산이기 때문에 안심하고 먹어도 된다. 동물성 식품이라고 해서 기피하고 식물성 식품만 섭취하기보다는 두 가지 식품을 골고루 균형 있게 먹는 것이 중요하다.

노인과 운동

성인의 기초 대사량은 하루 1,000~1,500kcal로, 하루 종일 텔레비전을 보며 몸을 거의 움직이지 않아도 200~250kcal 정도는 소비된다. 그러나 몸을 움직이지 않을수록 근육이 약해지고 뼈에서 칼슘이 빠져나간다. 이렇게 되면 신경 활동이 둔해져 뇌 기능까지 약화된다. 그러므로 체력을 유지하기 위해서는 적어도 하루에 500kcal는 운동을 통해 소모해야 한다.

사람의 몸은 적당히 쓸수록 기능이 좋아진다. 쓰지 않고 가만히 내버려두면 '폐용성 위축'이라고 하여 오히려 신체 기능이 약해진다. 반대로 지나치게 많이 써도 '과용성 위축' 현상이 나타난다. 중년 이후가 되면 운동을 할 때 항상 이 점을 염두에 두어야 한다. 운동은 너무 많이 해도, 또 너무 적게 해도 안 되고 자신에게 알맞은 만큼만 해야 한다.

사람은 마음보다 몸이 먼저 늙게 되어 있다. 그래서 신체 활동이 왕성하던 젊은 시절만 생각하고 무리하면 탈이 날 수밖에 없다. 또 중년 이후에는 순간적인 기술이나 판단을 필요로 하는 운동은 가능하면 피하는 것이 좋다. 어느 연령 한계를 지나면 순식간에 몸의 균형을 바로잡는 신경 반사가 둔해져 스피드 운동을 감당할 수 없기 때문이다. 신경의 전달 속도 역시 감소한다. 20~30대의 척추의 신경 전달 속도는 1초에 7.5m이지만 노인이 되면 5.2m로 30%나 감소한다. 그러므로 조금 격한 운동을 하는 경우에는 틈틈이 휴식을 취하는 것이 좋다. 나이를 먹으면 젊었을 때는 견딜 수 있었던 일의 양의 40% 정도만 해도 금방 피로해지기 때문이다. 또한 일단 피로가 느껴지면 회복되는 데도 훨씬 많은 시간이 소요된다. 무리하지 않고 꾸준히 하는 것이 중요하다.

운동은 10년을 젊게 한다

사람의 몸이 활동할 수 있는 힘의 원천은 근육과 혈관이 수축하는 힘에 있다. 근육은 탄력성이 있어서 수축과 이완이 자유로우며, 이로 인해 뼈도 움직이는 것이다. 그러나 근육과 혈관, 그리고 힘줄이 너무 오랫동안 수축 상태에 머물러 굳어지면 혈액 순환이 어려워진다. 혈액 순환이 어려워지면 영양분과 산소 공급이 불충분해지고 노폐물이 쌓여 경화(硬化)가 일어난다. 바로 이것이 노화의 한 과정이다. 중년 이후에 운동이 중요한 문제로 대두되는 것도 노화 때문이다.

그런데 운동은 혈액 순환을 좋게 하고 근육에 탄력을 주며, 노화를 막아 준다. 특히 경화증을 막아 준다. 런던에서 2층 시내버스를 운전하는 기사와 차장(모두 남성)을 대상으로 건강 검진을 시행한 결과 차장보다는 운전사의 동맥경화 발병률이 압도적으로 높았다고 한다. 이는 운전사는 운전석에 앉아 운전만 하는 데 비해 차장은 차표를 확인하고 승객들에게 서비스를 행하는 등 쉴 새 없이 차 안을 걸어 다니기 때문이었다.

또한 운동은 근육의 노쇠를 방지하여 체력이 감소하는 것을 막아 준다. 일본에서 행해진 한 조사에 의하면 운동을 하지 않는 30~34세 여성의 체력은 운동을 꾸준히 하는 여성의 35~42세의 체력과 비슷하다고 한다. 남성의 경우는 여성의 경우보다 더 심했다. 운동을 하지 않는 30~34세의 남성은 운동을 40~44세의 남성 체력과 같았다. 다시 말해 운동을 하지 않으면 남성은 10년, 여성은 5년 더 빨리 늙는다는 것이다. 반대로 운동을 하면 10년 더 젊게 살 수 있다는 말이다.

운동의 참뜻은 정신이 노화되는 것을 방지하는 것

운동의 중요성은 체력 단련에만 있지 않다. 운동은 자율 신경계의 긴장을 변화시키는 역할을 하기도 하기 때문이다. 즉 운동은 전신의 일반적인 상태를 교감 신경계의 긴장으로부터 부교감 신경의 이완 상태로 변하게 한다. 따라서 사람은 의식적이든 아니든 간에 가능하면 몸을 자주 움직여 자율 신경계의 균형이 유지되게 해야 한다.

중년 이후의 운동이 중요한 이유는 운동이 뇌신경에도 영향을 미치기 때문이다. 사람의 수명에 한도가 있는 것은 대치할 수 없는 것은 뇌신경 세포가 노화되어 죽기 때문인데, 뇌신경 세포는 적당한 자극에 의해 흥분될 필요가 있다. 만약 그렇지 못하면 뇌세포의 퇴화 속도가 더욱 빨라진다. 결국 뇌세포의 정상적인 기능 유지를 위해 운동은 필수다.

그러나 운동만으로는 뇌세포의 퇴화를 방지할 수 없다. 우리 몸이 단백질 등의 각종 영양소를 필요로 하듯이 정신 건강에도 즐거움과 희망, 웃음이라는 영양소가 필요하다. 그러므로 중년 이후에는 가정과 사회 생활을 통한 따뜻한 정신적 유대 관계를 유지하는 것이 중요하다. 신체적 노화도 중요하지만 정신적 노화는 더욱 중요하다. 정신적인 노화야말로 진정한 노화이기 때문이다.

유산소 운동, 어떻게 할 것인가?

일반적으로 이상적인 유산소 운동을 계속하는 하나의 기준으로 다음의 공식을 이용하는 것이 좋다.

$$180 - 나이 = 심박수$$

가령 60세의 사람이면 180 - 60 = 120이 나오는데, 이는 1분간 120회가 이상적인 심박수라는 의미다.

이 심박수가 넘는 운동을 하게 되면 숨 쉬는 일에 생각이 집중되어서 4보 1호흡의 리듬이 깨지고 만다. 그러나 자신의 심박수를 유지하고 내뱉는 숨에 의식을 집중하면 4보 1호흡의 리듬이 깨지지 않고 효과적으로 유산소 운동을 할 수 있다.

주변을 살펴보면 특별한 질병이 없는데도 쉽게 피로해지고 스태미나가 없는, 이른바 반건강 상태의 사람이 의외로 많다. 그 원인은 스트레스, 피로, 위장 쇠약, 운동 부족 등 여러 가지인데, 이들을 해소하고 건강 증진을 할 수 있는 열쇠는 바로 '산소'라고 할 수 있다.

에어로빅스라는 말은 유산소 운동 즉 산소를 많이 체내에 받아들이는 운동을 뜻한다. 이 에어로빅스가 건강에 미치는 영향이 큰 이유는 혈액의 흐름을 향상시켜 주기 때문이다.

혈액 순환이 좋아지면 체조직의 물질대사가 잘 이루어져 내장을 비롯한 근육이나 뼈에 좋은 영향을 미친다. 산소를 충분히 흡수하면 기분이 안정되고 스트레스가 해소되어 피로를 물리칠 수 있는 것이다.

그런 면에서 건강 유지의 중요한 열쇠를 쥐고 있는 것이 에어로빅스라고 해도 지나친 말이 아닐 것이다. 에어로빅스라면 대개 조깅이나 에어로빅, 수영 등을 연상하는데, 이들 운동 외에도 쉽게 할 수 유산소 운동은 매우 많다.

그중에서도 가장 쉽고 자연스러운 운동이 바로 걷는 일이다. 걷는 것이야말로 산소를 체내에 받아들이는 효율성을 높이는 보행법으로, 보폭을 넓혀 조금 빨리 걷는 것이 좋다. 보통 보폭은 50~60cm인데 조금 더 넓혀 빨리 걸으면 운동량이 훨씬 많아지고 하반신의 근육이 강화된다. 언제 어디서나 산소를 많이 흡입하는 습관을 몸에 익히는 것이야말로 건강 증진의 지름길이다.

건강 도우미, 파워 워킹

세계보건기구에 따르면 운동이 부족하면 심장병으로 사망할 확률이 2배나 높다고 한다. 2020년까지 효과적인 대책이 마련되지 않으면 심장 질환 등 혈액 순환 장애로 인한 사망자 수가 연간 2,480만 명으로 늘어날 것이라는 추측도 있다. 그러나 런던국립심장포럼의 발표에 의하면 규칙적으로 걷기 운동, 이른바 파워 워킹(Power Walking)을 하면 심장 기능이 개선되어 심장마비 위험을 37%나 줄일 수 있다고 한다.

파워 워킹이란 빠른 속도로 걷는 운동으로 심폐 지구력을 유지하고 달리기처럼 많은 양의 칼로리를 소모하게 해 준다. 즉 누구나 하고 있는 걷기를 좀 더 빨리 함으로써 달리기 효과를 내는 셈이다. 발과 팔을 힘차게 저으며 걸으면 운동 효과는 더욱 배가된다. 파워 워킹을 제대로 하면 달리기와 맞먹을 만큼 심박수가 올라가고 체력이 소모된다. 따라서 걷는 속도와 세기는 연습 정도에 따라 자연스럽게 늘려 가야 한다.

파워 워킹을 할 때는 편안하면서도 여유가 있는 신발을 신는 것이 좋다. 양말은 땀을 잘 흡수하고 공기가 잘 통해야 물집이 생기지 않고 발도 편안하다. 시속은 6.4~8.0km(1km당 7분 30초~9분 20초) 정도가 가장 적당하다. 달리는 것보다 걷기가 몸의 움직임이 덜 효율적이기 때문에 달릴 때보다 더 큰 운동 효과를 낼 수 있다. 횟수는 적어도 1주일에 2회 이상, 1회에 30분 이상 걷고 준비 운동과 정리 운동에 각각 5분 정도를 투자해야 한다.

파워 워킹 요령

- 운동을 시작하기 전에 5분 정도 스트레칭을 하여 긴장된 몸과 근육을 풀어 준다.
- 발뒤꿈치가 먼저 땅에 닿도록 하고 발이 수평이 된 뒤에 발가락 끝으로 땅을 차고 나간다.
- 발이 땅에서 떨어질 때 속도를 가하기 위해서는 자연스럽게 종아리 근육을 이용한다.
- 보폭을 무리해서 늘이지 말고, 빨리 가려면 좀 더 짧고 빠르게 걷는다. 팔을 힘차게 흔들면 걷는 속도도 빨라진다.
- 호흡은 자연스럽게 한다. 자신의 발자국 수 3~6보에 맞춰 리듬 있게 숨을 쉬어 산소를 충분히 보충한다.

노년기에 할 수 있는 그밖의 운동

중년 이후에 할 수 있는 운동 중 달리기 역시 특별한 도구나 비용을 들이지 않고도 언제나 할 수 있다. 단, 장거리에 도전하거나 지나치게 격렬하게 하기보다는 알맞은 거리를 적당한 속도로 뛰는 것이 바람직하다. 달리기는 평상시에 혈액이 잘 통하지 않는 말단 부위의 모세 혈관까지 혈액이 통하게 해 준다.

맨손체조 역시 누구나 할 수 있다. 맨손체조는 골격 근육의 협동력을 높이고 신체 관절의 가동 범위를 넓힘과 동시에 근육의 수축력과 이완력을 증가시켜 준다.

냉수욕과 온수욕은 피부에 생긴 때를 제거하여 몸을 깨끗하게 하고 땀구멍이 막히지 않도록 해 준다. 근육과 신경을 자극해 긴장감을 높여 혈액 순환을 원활하게 하고 식욕을 돋우며 단잠을 잘 수 있게 하는 효과도 있다. 단, 냉수욕과 온수욕은 모두 식후 1시간 이내에 하는 것은 좋지 않다.

그리고 또 한 가지, 운동은 약간 모자라게 하는 것이 좋다. 우리 몸의 지방은 약 20% 정도의 수분을 함유하고 있다. 그래서 체중 1kg을 줄이기 위해서는 800g의 지방을 제거해야 하는데, 이것을 칼로리로 환산하면 7,200kcal(9kcal×800g)의 에너지에 상당하는 양이다. 남성의 경우 1일 에너지 소요량이 2,500kcal 정도 되므로 약 3일(3.5일)간 절식하고 활동은 그대로 유지해야 한다. 걷기 운동으로 7,200kcal를 소비하려면 무려 160km를 걸어야 한다. 쉬지 않고 40시간을 걸어야 하는 것이다. 뜨거운 땡볕 아래서 2~3시간 운동을 하면 2~3kg 정도 감량 효과를 볼 수 있으나 이는 수분 감소에 의한 것으로, 물을 많이 마시면 원상태로 돌아온다. 사우나에 의한 체중 감소도 마찬가지다. 1kg

의 체중을 줄이기 위해 해야 하는 운동 시간을 소개하면 다음과 같다(단위 : 시간).

> 사색(1,000), 독서(500), 일반 사무(170), 산책(60), 하이킹(45), 세탁(45), 골프(40), 배구(40), 사이클(35), 탁구(35), 테니스(35), 배드민턴(35), 등산(25), 미용 체조(25), 구보(20), 줄넘기(20), 축구(18), 농구(17), 마라톤(6), 보트 경주(6)

일을 하면서 3일간 절식을 한다는 것도 어렵지만 운동을 통해 체중을 줄이는 것이 얼마나 힘든지 알 수 있을 것이다.

또 새벽에 일어나 운동을 할 경우 시간도 없고 입맛도 없어 대부분 빈속에 하는 일이 많은데, 이것은 몸에 큰 부담을 준다. 아무리 입맛이 없더라도 꿀물이나 주스를 한 잔 마시고 한다면 몸에 무리가 덜 간다. 바나나처럼 빠른 시간에 열량을 내 주는 식품을 먹는 것도 좋은 방법이다.

모든 운동에서 가장 중요한 것은 자신의 여가 시간과 체력에 맞고 경제적으로 부담이 없는 것을 선택해 꾸준히 해야 한다는 점이다. '흐르는 물은 썩지 않으며, 문지방은 좀먹지 않는다.'라는 속담을 되새겨 볼 필요가 있다.

혼자서 할 수 있는 신체 정리 체조

● 누워서 팔다리 뻗기 기지개를 펴듯 양쪽 다리와 팔을 위아래로 쭉 늘린다. 이때 발끝은 아래로 쫙 편다. 척추를 바르게 교정하면 전신 근육이 동시에 이완된다.

● 누워서 고개 들어 다리 보기 발끝은 얼굴 쪽으로 당기는 동시에 머리를 들어 발끝을 본다. 이때 허리는 바닥에 완전히 압

착된다. 허리 근육을 이완해 주는 운동이다.

- 누워서 허리 들기 누워서 허리가 S자로 굽어져 들어간 부분을 위로 올린다. 이때 발끝은 누워서 팔다리 뻗기를 할 때처럼 펴서 허리가 자연스럽게 들리도록 한다. 허리 근육을 강화해 준다.

- 누워서 허리 낮추기 누웠을 때 허리가 뜨는 부분을 의도적으로 바닥에 붙인다. 발끝은 두 번째 동작처럼 얼굴 쪽으로 당기면서 허리를 바닥에 붙인다. 아랫배에 힘을 줘야 한다. 복근을 강화해 준다.

- 누워서 무릎 굽혀 잡기 양손을 깍지낀 채 무릎을 잡고 한쪽 다리씩 가슴 쪽으로 천천히 당긴다. 목에 무리가 가지 않는다면 머리를 살짝 든다. 이때 반대쪽 다리는 바닥에 고정하고 허리는 바닥에 완전히 압착된다. 허리 근육을 이완해 준다.

- 양쪽 무릎 굽혀 잡기 위의 누워서 무릎 굽혀 잡기와 같은 방법으로 양쪽 무릎을 한꺼번에 잡아당겨 몸을 둥글게 만다. 허리 근육을 이완해 준다.

- 다리 뻗어서 몸통 돌리기 다리를 쭉 뻗어서 한쪽 다리씩 교대로 반대쪽으로 넘긴다. 단, 허리에 부담이 오면 생략한다. 허리 근육을 이완하고 척추를 바르게 교정해 준다.

- 다리 굽혀 몸통 돌리기 양팔을 어깨 높이 정도로 바닥에 붙인 채 한쪽 무릎을 90도에서 완전히 접은 채 넘긴다. 이때 머리는 다리와 반대 방향으로 돌린다. 이때 어깨는 바닥에서 들리지 않아야 한다. 허리 근육을 이완하고 척추를 바르게 교정해 준다.

- 누워서 다리 굽히고 엉덩이 들기 다리를 굽혀서 세우고 손으로 바닥을 지지한 뒤 엉덩이를 들고 허리를 살짝 든다. 무릎과 무릎 사이는 어깨 넓이 만큼 벌리되 허리에 부담이 되면 조금만

들어올려도 된다. 허리 근육을 강화하는 데 매우 좋다.

● **다리 굽혀 손끝 닿기** 윗몸 일으키기의 변형 동작으로 다리를 굽힌 상태에서 위로 뻗은 손을 들어 상체를 세우면서 무릎에 손을 대고 내려온다. 처음에는 10회 정도 하고 서서히 횟수를 늘려 나간다. 차츰 손목 닿기, 팔꿈치 닿기, 일어서기까지 단계적으로 실시할 수 있으며, 복근 단련에 효과적이다.

● **엎드려서 팔목 받쳐 허리 젖히기** 팔꿈치를 접어 팔목을 바닥에 완전히 붙인 상태에서 상체를 살짝 든다. 이때 시선은 천장을 향하고 팔은 옆구리에 단단히 밀착된다. 척추를 전방으로 밀어 주는 운동으로, 허리 근육을 강화하는 데 좋다.

● **엎드려 팔 뻗어서 허리 젖히기** 위의 엎드려서 팔목 받쳐 허리 젖히기 동작과 비슷하지만 팔을 완전히 뻗어서 몸을 뒤로 최대한 젖힌다. 허리에 부담이 가므로 문제가 있는 사람은 생략한다. 5초 정도 실시한다.

● **팔 뻗어서 누르기** 무릎과 손바닥을 고정한 뒤 어깨와 엉덩이를 뒤로 쭉 밀면서 뒤로 완전히 주저앉은 자세를 취한다. 허리 근육을 이완해 준다.

● **무릎 대고 허리 낮추기** 무릎과 손을 바닥에 대고 허리 부분만 밑으로 내린다. 이때 머리는 뒤로 젖혀 전체적으로 U자가 되게 한다. 척추를 전방으로 밀어 주는 동작으로 허리를 강화해 준다.

● **무릎 대고 허리 들기** 무릎과 손을 바닥에 대고 몸을 고양이 등처럼 위로 쭉 올리면서 머리는 가슴 쪽을 향한다. 허리 근육을 이완하는 데 효과적이다.

운동 부족으로 인한 여러 가지 증상

● 비만 운동량이 부족하면 상반신의 근육이 약해지면서 살이 찌기 시작한다. 특히 복부에 지방이 붙고 배 둘레가 가슴 둘레보다 커지면 그 무게를 견디지 못해 허리나 무릎에 통증이 생긴다.

● 근력 저하 운동 부족으로 지방이 늘고 근육이 차차 작아진다. 근육이 약해지면 근력이 몸을 지탱하고 움직일 뿐인 상태로 차차 저하된다. 근력이 저하되면 조금만 무리하거나 부자연스런 자세만 취해도 통증을 느낀다.

● 심장의 부담 증대 심장은 근육만으로 구성된 장기인데 운동이 부족하면 심장이 두꺼워진다. 심장이 비대해지면 안정 시에는 괜찮지만 조금만 운동을 하거나 계단을 오르면 숨이 차고 통증이 온다.

● 폐 기능의 저하 살이 찌면 폐의 호흡 기능이 저하되어 폐활량이 감소하고 산소와 탄산가스의 교환 능력이 저하되어 쉽게 숨이 찬다. 또 탄산가스가 차서 잠이 오고 작업 능력이 저하된다.

● 정신 기능 저하 근육 운동 능력 저하는 정신에도 영향을 끼쳐 지적 능력을 저하시키고 유연한 사고를 저해한다.

● 피로 물질 축적 사람이 사는 능력의 한계는 운동량에 비례한다고 한다. 보통 사람의 경우 130g 전후의 피로 물질(유산)의 축적에 견딜 수 있다. 그러나 이 양은 운동량이 부족해지면 점점 저하되고 피로나 고통에 견디는 정도도 떨어진다. 이렇게 되면 환경 변화에 대한 저항력도 저하된다.

생활 습관과 식품의 관계

회복에 대한 믿음이 강할수록 치유되는 경우도 많다. 이러한 마음가짐에 가장 큰 방해 요인이 되는 것은 스트레스다. 스트레스의 원인은 여러 가지인데 식품도 그중 하나다. 특히 식품 첨가물이 많이 함유된 식품, 고기와 유제품, 백미, 흰 설탕 등을 편식하거나 염분을 과잉 섭취하면 스트레스에 대한 저항력이 약해진다. 그러므로 스트레스 해소 효과가 있는 식품의 섭취를 통해 스트레스를 줄이는 것이 중요하다. 스트레스 해소에 도움이 되는 성분과 함유 식품은 다음과 같다.

- **니아신** 소맥, 땅콩, 간, 생선류, 이스트(효모) 등
- **비타민B** 콩, 땅콩, 강낭콩, 호두, 청어, 고등어, 연어, 광어, 정어리, 참치, 게, 쇠간, 부추, 곡류의 배아 등
- **비타민C** 채소, 감, 귤, 딸기, 녹차, 감자, 키위 등
- **비타민E** 배아유, 땅콩, 완두, 알류, 호두, 호박씨 등
- **판토텐산** 곡류, 간, 달걀 노른자, 콩류, 탈지분유 등
- **콜린** 콩, 해바라기씨, 호박씨 등
- **칼슘** 미역, 톳 등
- **마그네슘** 곡류, 생선류 등

물만 잘 마셔도 건강해진다

인체의 60%는 물이다. 영양소는 수 주일 동안 섭취하지 않아도 죽지 않지만 물은 3일 간만 마시지 않아도 의식이 몽롱해지고, 일주일 이상 중단되면 죽음에 이른다. 단식하는 사람도 물은 꼭 마셔야 하며, 물을 구하기 위해 사막의 오아시스로 사람과 짐승이 모이는 것만 보아도 물이 생명 유지에 얼마나 중요한지 알 것이다.

우리 몸의 물은 소변으로 하루에 1~1.5L, 호흡을 통해서는 안정된 상태일 때 3분 동안 1ml, 기아 상황에서도 5분 동안 1ml가 소모된다. 더울 때 골프를 칠 경우 무려 1~2L의 수분이 상실된다. 체중의 2%의 수분이 상실되면 순환 기능에 문제가 생기고, 단시간에 5%의 수분이 상실되면 사망에 이른다. 특히 운동이나 목욕으로 땀을 흘린 뒤에는 반드시 수분을 충분히 공급해 줘야 한다. 특히 몸에서 수분이 많이 빠져나가면 탈수 상태에 이르는데, 이 상태가 계속되면 혈액이 농축되어 굳어지기 쉬워지고, 이렇게 되면 혈전이 생기기 쉽다. 그 결과 심근경색이나 뇌경색 등에 걸릴 위험이 증가한다. 운동 중에 급성 신부전 증상이 나타나는 것도 탈수가 원인으로 여겨진다.

운동 중에 물을 마시는 것을 금하는 경우가 있는데, 이것은 매우 위험한 일이다. 운동을 할 때는 미리 충분히 수분을 보충하는 것이 좋으며, 운동 중에도 틈틈이 수분을 섭취해 주어야 한다.

노인과 건강 식품

나이가 들면 아무래도 몸에 좋다고 알려진 식품에 관심을 갖게 마련이다. 그러다 보면 자신의 건강이나 몸 상태와는 상관없이 좋다는 말만 듣고 무조건 구입하여 먹는다거나 치료가 필요한 질병도 건강 보조 식품으로 고칠 수 있다고 믿어 병원 치료를 기피하는 등 식품에 지나치게 의존하는 경향을 보이기도 한다. 하지만 이들 식품은 말 그대로 건강 보조 식품이지 절대로 치료제가 아니라는 사실을 기억해야 한다. 또 대부분 가격도 저렴하지 않은 편이어서 경제적으로 부담을 가중시킬 수 있다. 그러므로 건강 보조 식품을 고를 때는 신중해야 한다. 기본적으로 앞에서 언급한 건강한 식생활을 유지하면서 자신의 증상이나 필요에 따라 선택하는 것이 가장 현명한 방법이다. 많이 알려져 있는 건강 보조 식품과 대표적인 효능은 다음과 같다.

DHA · EPA

덴마크의 다이아버그 박사가 생선과 물개를 주식으로 하는 이뉴이트(에스키모)족의 식생활과 육식을 중심으로 하는 덴마크 사람들의 식생활을 비교해 건강에 미치는 영향에 대해 역학 조사를 했다. 그 결과 이뉴이트족은 생활습관병으로 알려진 성인병인 심근경색이나 동맥경화, 뇌경색 등이 덴마크 인에 비해 아주 낮았는데, 그 차이점은 식생활에 있었다. 그중에서도 생선과 물개에 풍부한 EPA와 DHA가 큰 영향을 미쳤다.

EPA(에이코사펜타엔산)는 생선에 풍부하게 함유되어 있는 불포화 지방산으로, 해조류나 플랑크톤을 먹고 사는 고래나 물개에도 많이 들어 있다. EPA는 혈액을 응고시키는 혈소판이 굳어 생기는 질환인 혈전이 생성되는 것을 막고 콜레스테롤을 감소시켜 혈관 벽에 침착하는 것을 억제하기 때문에 혈관 내에서 혈류를 좋게 해 준다. 하지만 생선 기름을 지나치게 많이 섭취하면 혈액의 응고력이 떨어져 출혈 가능성이 있으므로 주의해야 한다.

DHA는 참치 머리 뒷부분에 있는 성분으로, 참치가 건강식품으로 유명해진 것도 DHA 덕분이다. 지금까지 알려진 DHA의 기능은 기억력 및 학습 능력 향상, 치매성 질환 개선, 시력 저하 억제, 혈중 지질 저하, 아토피성 피부염 등의 알레르기 증상 개선, 제암 작용(특히 유방암, 대장암, 폐암 등), 항당뇨 작용 등이다. DHA유는 안전성이 높아 식품 소재로도 각광받고 있다.

블루베리

블루베리는 눈에 좋은 식품으로 알려져 있다. 이는 항산화 물질인 안토시아닌에 의한 것으로, 액기스로 하루에 120~200mg을 섭취하면 근시 증상을 개선하는 데 효과가 있다.

스피루리나

스피루리나는 미국, 아프리카의 열대 지역 호수에 분포하는 남조류로, 고온·고염분·고알칼리성인 담수에 산다. 스피루리나의 특징은 영양이 풍부하고 소화 흡수율이 좋다는 것이다. 말린 스피루리나 100g에는 단백질이 60~70g, 섬유소가 5~7g, 엽록소가 800~2,000mg, 프로비타민A가 100~200㎍이나 들어 있다. 나이가 들면 그에 상응한 영양 공급이 필요한데, 스피루리나는 영양 보충제로 매우 우수하다.

아카리쿠스버섯

브라질이 원산지인 담자균의 일종인 버섯이다. 아카리쿠스가 유명해진 것은 미국의 전 대통령 레이건 때문이다. 아카리쿠스에는 베타글루칸·알파글루칸·베타갈락토글루칸·사이로글루칸·펩티드글루칸·핵산 등 면역력을 높이는 다당류와 글리신·알라닌·리신·메티오닌·티로신 등의 아미노산, 그리고 비타민B_1·B_2·D·K_2·니아신·판토텐산 등의 비타민류, 코발트·게르마늄·칼륨·망간 등의 미네랄과 효소, 섬유질 등이 들어 있어 영양가가 매우 높고 영양 밸런스도 우수하다.

알팔파

중앙 아시아가 원산지인 목초로, 어린 싹을 건강 식품으로 이용한다. 식이섬유와 비타민A·K·B를 비롯해 칼슘과 인 등이 풍부하여 배변이 잘되게 하고 체중을 조절하는 데도 좋다. 단백질 함량이 밀의 1.5배나 된다.

어린 보리 잎 액기스

어린 보리 잎 액기스는 포기가 생긴 보리 새싹을 채취하여 추출 정제한 것이다. 생명을 유지하는 데 꼭 필요한 미량 미네랄과 칼슘, 아연, 구리, 마그네슘, 칼륨, 철 등이 풍부하다. 시금치에 비해 칼슘은 10~11배, 마그네슘은 3~4배, 칼륨은 16~18배나 많다. 비타민 함량도 높아 비타민B_1은 우유의 30배, 비타민C와 카로틴은 각각 시금치의 30~33배, 6~7배나 많다.

 채소의 1일 권장 섭취량은 녹황색 채소의 경우 100g, 담색 채소의 경우 300g인데, 사실 샐러드만으로 채소 300g을 먹는 것은 쉽지 않은 일이다. 그런데 어린 보리 액기스에는 비타민과 미네랄, 효소가 많이 들어 있어서 쉽게 섭취할 수 있다.

유산균

 유산균은 유당이나 포도당을 분해하여 유산을 만드는 세균을 말한다. 그중에서도 사람에게 유익한 비피더스균이나 유산간균, 유산구균을 가리킨다. 유산균의 이러한 작용을 의약품에 응용한 제제가 처방되고 있다. 몸속에 생긴 감염증에는 항생 물질이 처방되는데, 항생 물질은 장내 세균의 균형을 파괴하고 유용균을 사멸시켜 억제되어 있던 병원균을 증식시키거나 설사, 복통, 위장염 등을 유발하기도 하는데, 항생 물질과 유산제제를 함께 또는 치료 후에 투여하면 장내 균의 밸런스가 정상화된다. 유산균의 주요 기능은 다음과 같다.

① 장내에 유해균이 번식하는 것을 억제하고 생산되는 유해 물질을 감소시키며 간장에서 해독의 부담을 가볍게 한다.
② 외부에서 침입한 병원균을 배제하고 생체 면역력을 향상시켜 간접적으로 병원균이나 암세포 등에 대한 저항력을

증강시켜 준다.
③ 장내에서 유해균에 의해 생성된 발암 물질 또는 발암 촉진 물질을 흡수하여 배설한다.
④ 생산된 유산이나 초산은 장의 작용을 활발하게 하고 소화 흡수를 촉진하며 변통을 좋게 한다.

타우린

타우린은 아미노산의 일종으로, 어패류나 연체동물에 많이 포함되어 있다. 두뇌 성장과 신경 발달 등에 관여하며 혈압 강하 작용이 있다는 사실이 알려지면서 주목 받고 있다. 사람의 근육이나 담낭 중의 담즙산과 결합하여 존재하며, 포유동물의 성장에 중요한 영양소로 모유에도 들어 있다. 지질의 소화, 흡수에 직접 관여하며, 눈의 망막 기능 장애가 타우린 결핍과 관련되는 것으로 보고되었다. 아미노산이기 때문에 간장병의 예방과 치료, 간의 해독 작용에도 유용성이 인정되고 있다. 주요 식품 100g 중의 타우린 함량은 다음과 같다.

- 대합 1,080mg
- 굴 1,130mg
- 오징어 766mg
- 문어 830mg
- 해삼 400mg
- 모시조개 380mg

레시틴

인지질이라고도 하는 레시틴은 콩과 노른자위 중에 많은 인산과 지질이 결합한 물질이다. 물과 지방을 잘 섞이게 하는 성질이 있어서 유화제로 많이 사용된다. 유화 작용에 의해 혈관 벽에 콜레스테롤이 침착하는 것을 막아 주고 혈관 벽을 강화해 주기 때문에 동맥경화나 고혈압 등을 예방한다. 비타민A나 E 등 지용성 비타민의 흡수를 쉽게 하는 작용도 있어 레시틴에서 만들어진 신경 전달 물질인 아세틸콜린의 작용을 도와 기억력이 감퇴하는 것을 막아 주고 치매를 예방하는 효과도 있다.

루틴

 루틴은 메밀이나 미숙 과일, 감자꽃 등에 들어 있는 성분으로, 비타민C 결핍 증상을 연구하던 중에 발견되었다. 모세혈관을 강화해 주기 때문에 여러 가지 출혈성 질환에 효과가 있다. 최근에는 혈압 강하 작용이 있는 사실도 밝혀졌다. 그래서 메밀을 먹을 때는 삶은 물까지 함께 마셔야 루틴을 효과적으로 섭취할 수 있다. 메밀 삶은 물은 기력을 증가시키고 눈과 귀의 기능을 높이며 열을 내려 준다.

스쿠알렌

 심해 상어 엑기스로 알려져 있으며, 수심 1천 미터가 넘는 깊은 바다에 사는 상어의 간유를 말한다. 심해에 사는 어류는 큰 간장을 갖고 있는데, 그 비중이 무려 체중의 17~27%나 된다. 심해 상어 엑기스가 채취되는 상어는 체중의 약 1/4이 간장이고 25%가 간유(肝油)다. 그리고 간유의 90%가 스쿠알렌이라는 불포화 탄화수소다. 스쿠알렌은 심해 상어나 특별한 어류의 간유, 사람의 피지(皮脂), 면실유, 올리브유 등에도 존재하는데 물질대사에 중요한 역할을 한다. 무색·무취의 윤활성을 갖고 있으며 피부 침투력이 뛰어나다. 또 액체 응고점이 -45~50°C로 매우 낮아 저온에서도 유동성을 띤다. 포화 탄화수소이기 때문에 산소와 결합하기 쉬워 산소가 적은 곳에서는 산소 공급 작용도 한다.

클로렐라

1890년 네덜란드의 바이에르링크에 의해 발견된 담수성 단세포 조류다. 1·2차 세계 대전을 통해 독일에서 많은 연구가 이루어졌으며, 전후에는 미래의 식량으로 연구되었고, 미항공우주국(NASA)이 우주식으로 이용하는 것을 검토하기도 했다. 풍부한 영양소와 양질의 단백질을 갖고 있는 건강보조식품이다.

말린 클로렐라 100g에는 단백질 55~65g, 엽록소 3~5g을 비롯해 칼슘·마그네슘·철 등의 미네랄과 비타민A·B_1·B_2·B·C·E·니아신 등이 풍부하다. 또 클로렐라 생장인자(CGF)라고 하는 성분과 세포에 활성을 부여하는 생리 활성 물질도 들어 있다. 풍부한 엽록소 덕분에 췌장염이나 간염, 신장염 등에도 효과를 발휘한다.

효모

효모는 현미경을 통해서만 볼 수 있는 미생물로, 당분을 발효해서 당을 탄산가스로 분해하는 힘을 가지고 있다. 술, 빵, 된장, 간장 등은 모두 효소의 힘을 통해 만들어진다. 효모는 모두 단순 세포로 구성되고 원형이나 타원형이다. 효모를 연구하는 과정에서 효소도 알려졌는데, 생물체에서 음식물의 소화, 조직의 합성과 분해, 세포 호흡, 근육 수축 등은 모두 효소의 작용으로 이루어진다. 효소는 동·식물과 미생물의 생활 세포에 의해 만들어지는데 생물이 영양분을 섭취해도 효소의 작용이 원활하지 못하면 그 영양분을 활용하지 못한다. 바꿔 말하면 효소의 존재는 생명 유지와 직결된다고 할 수 있다. 이처럼 효모는 생명 현상과 관계 깊은 효소를 유효 성분으로 가지고 있으며, 그 밖에도 비타민과 아미노산, 무기질 등을 함유하고 있다. 필수 아미노산인 리신, 트립토판, 페닐알라닌, 메치오닌 등도 골고루 들어 있다. 리신은 체내 조직을 합성하는 데 효과를 발휘하고 트립토판은 발육과 체중 유지에 중요한 작용을 하여 식욕을 증진시키고 조혈 작용을 하며 젖 분비를 촉진시키는 역할을 한다. 그리고 페닐알라닌은 당분의 대사 작용에 관계하며, 메치오닌은 인지질이 합성되는 것을 촉진하여 간의 지방을 적절히 운반시켜 지방간과 간경변을 예방해 준다.

상어 지느러미

세계적으로 널리 알려져 있는 중국 요리 중에서 노인들을 위해 특히 좋은 장수 식품으로 알려진 것이 상어 지느러미와 제비집이다. 상어 지느러미가 요리용으로 문헌에 나오는 것은 명(明)나라 때부터다. 정화(鄭和) 장군이 인도양에 나갔을 때 상어 지느러미를 구해 영락제(永樂帝)에게 바쳤다는 기록이 나온다.

햇볕에 말린 상어 지느러미는 무미·무색·무취로, 닭고기나 오리고기, 돼지고기, 새우 등과 섞어 요리를 만드는 데 이용한다. 지느러미의 주성분은 단백질(83%)로, 아교질이다. 아교질에 들어 있는 콘드로이친 성분이 노화 방지에 뛰어난 효과가 있을 뿐만 아니라 제암(制癌) 효과까지 있다는 사실이 알려지면서 주목받았다.

균형 잡힌 식사는 사람이 건강을 유지하기 위해 실천해야 할 가장 기본적인 원칙이다. 건강을 유지하기 위해서는 몸속의 에너지가 충분히, 그리고 지속적으로 공급되어야 한다. 즉 단백질·지방·당질·비타민·미네랄의 다섯 가지 영양소와 제6의 영양소라 불리는 식이섬유를 지나치게 많거나 부족하지 않게 섭취하는 것이 중요하다. 그중에서도 각종 비타민을 함유하고 있는 채소는 매일 섭취해야 하는 중요한 식품이다. 몸속을 정화하고 배변을 도와주는 식이섬유와 항암 성분까지 들어 있어 노년기 건강에 필수다.

2장

유태종 박사가 추천하는 장수 식품

채소류

가지

● 식욕 증진 ● 뇌출혈 예방 ● 항암 작용

　서양 사람들은 가지를 '달걀 나무'라고 한다. 우리와는 달리 짧고 둥근 모양의 가지가 많기 때문이다. 가지는 원형, 달걀형, 대장형, 중장형, 장형 등 모양과 길이가 다양하고 색깔 역시 보라색, 자갈색, 청백색, 자주색, 흰색, 노란색, 줄무늬가 있는 녹색 등으로 여러 가지다. 그중에서도 우리나라에서 주로 재배되는 것은 진한 흑자색을 띠는 장방형의 가지다.
　가지는 과채류 가운데 영양가는 가장 낮지만 색과 질감이 좋아서 동서양을 불문하고 식탁의 벗으로 애용되고 있다. 가지는 찬바람이 불면 씨가 없어지면서 달콤한 맛이 드는데, 맛이 담백하고 순해서 나물과 찜은 기본이고 장아찌, 김치, 산적, 튀김, 전 등의 재료로 다양하게 이용된다. 또 영양학적인 측면에서는 특별한 것이 없지만 페놀 화합물과 알칼로이드(allkaloid) 등의 물질이 들어 있어서 암 억제 효과만큼은 다른 채소에 비해 월등하다. 일본에서 행해진 한 연구 결과에 의하면 가지의 알칼로이드 성분이 난소암 세포가 증식하는 것을 억제한다고 한다. 식이섬유가 풍부해 유방암과 대장암 등의 원인이 되는 동물성 지방을 제거하고 콜레스테롤 수치를 낮추는 작용도 한다.
　가지 특유의 보라색을 내는 플라보노이드계 색소 안토시아닌

> **약이 되는 요리 가지전**
>
> **재료** 가지 1개, 소금 1/2작은술, 밀가루 3큰술, 달걀 1개, 붉은 고추 1개, 올리브유, 초간장(간장·식초 각 1큰술, 통깨 1작은술)
>
> **1** 가지는 깨끗이 씻어 꼭지를 잘라내고 통으로 어슷하게 썰어 소금을 뿌려 밑간해 둔다. **2** 넓은 접시에 밀가루를 펴서 절여진 가지를 앞뒤로 골고루 묻힌다. **3** 그릇에 달걀을 풀어 달걀옷을 입힌다. **4** 올리브유를 두르고 노릇노릇하게 굽는다.

(anthocyanin)도 주목해야 한다. 안토시아닌은 동맥에 침전물이 생기는 것을 막아 피를 맑게 하고 심장 질환과 뇌졸중 위험을 감소시켜 줄 뿐만 아니라 암 예방과 항산과 효과를 동시에 발휘하는 성분이다. 가지 외에 포도나 블루베리, 붉은 양배추, 붉은 양파 등에도 들어 있으므로 이들 식품을 먹으면 안토시아닌을 보충할 수 있다. 색깔이 진할수록 항산화 성분이 더 많이 들어 있다.

가지의 또 하나의 특징은 스펀지 조직의 형태다. 그래서 튀기거나 볶아 먹으면 식물성 기름에 들어 있는 비타민E를 효율적으로 섭취할 수 있다. 비타민E도 항산화 효과가 있기 때문에 가지와 함께 먹으면 이중으로 암을 억제하는 효과가 있으니 가지를 먹을 때는 식물성 기름에 조리하는 것이 좋다. 가지의 암 예방 성분은 가열해도 영향을 받지 않는 장점이 있으므로 자신의 기호에 맞게 맛있게 조리해 먹으면 된다. 또 고기를 먹을 때 가지를 함께 먹으면 소화 흡수도 잘되고 항암 효과도 높일 수 있으니 쌈채소 대신 이용해도 좋을 것이다.

감자

● 고혈압 예방 및 개선 ● 변비 개선 ● 다이어트

감자는 담백하고 부드러운 맛으로 전 세계인의 입맛을 사로잡고 있는 주식이다. 고구마와 달리 단맛이 거의 나지 않고 조리법도 다채로워 어떤 요리에 넣어도 잘 어울리고, 아무리 많이 먹어도 싫증이 나지 않는다. 특히 감자를 주식으로 하면 쌀밥에는 없는 비타민C와 B_1, 식이섬유를 섭취할 수 있어 다이어트와 당뇨에 도움이 된다. 비타민C와 B_1은 스트레스를 해소하고 감기를 예방하며 활성 산소를 제거하는 데 효과적인 성분이다.

또한 감자에는 칼륨이 풍부하여 몸속에 있는 불필요한 나트륨을 배출해 주기 때문에 고혈압이 있거나 신장이 나쁜 사람, 소변이 원활하지 못한 사람이 먹으면 좋다. 한국인의 식생활에서 가장 문제가 되고 있는 것이 염분의 과다 섭취인데, 이때 완충 효과를 발휘할 수 있는 식품이 바로 감자다. 돼지고기의 나트륨과 칼륨의 비율은 1.3:1, 단무지는 17:1인 데 비해 감자는 1:12로 칼륨 비율이 월등히 높다. 특히 칼륨은 물에 잘 녹으므로 있으므로 찌거나 구워 먹는 것이 좋다. 사람이 스트레스를 받으면 위궤양이나 십이지장궤양, 심근경색 등에 노출되기 쉬운데, 이들 생활습관병을 예방하는 식품으로도 감자가 좋다.

또한 감자에는 변비를 예방하고 혈중 콜레스테롤을 줄여 주

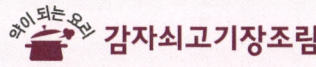

감자쇠고기장조림

재료 감자 300g, 쇠고기 사태살 80g, 마늘 2통, 물 3컵 **양념** 진간장 2큰술, 참기름 2작은술, 물 6큰술, 생강 1쪽, 설탕 2작은술, 물엿 1큰술, 다진 마늘 1작은술, 통깨 1작은술, 후춧가루

1 감자는 깨끗이 씻어서 껍질을 벗긴 뒤 가로 세로 각 1.5cm 크기로 썰어 둔다. **2** 쇠고기는 덩어리째 물에 씻어서 핏물을 제거한 뒤 감자와 같은 크기로 썬다. **3** 냄비에 간장과 참기름을 넣고 끓이다가 감자와 쇠고기를 넣고 볶는다. **4** 물과 생강, 설탕, 물엿을 넣은 뒤 불을 줄여 감자가 무르고 고기에 간이 배어 국물이 거의 졸아들 때까지 익힌다. **5** 국물이 졸아들면 다진 마늘과 통깨, 후춧가루를 넣고 다시 한번 살짝 조려 마무리한다.

는 것으로 알려진 수용성 식이섬유인 펙틴(pectin)도 매우 풍부하다. 프랑스에서 감자를 가리켜 '땅의 사과'라고 하는 것도 이 때문으로, 실제로 감자와 사과의 영양 효과를 비교해 보면 비슷한 점이 많다. 현대인들에게 많이 나타나는 두통이나 어깨 결림, 빈혈, 고혈아 등의 증상은 대부분 부교감 신경의 작용이 둔화되면서 나타나는 경우가 많은데 감자의 식이섬유기 이를 막아 주어 부교감 신경이 정상적으로 작용하도록 한다.

하지만 감자의 싹에는 유독 성분으로 알려진 솔라닌(solanine)이라는 성분이 함유되어 있으므로 먹을 때는 반드시 싹을 도려내고 먹는 것이 좋다.

결명자

● 눈 질환 개선 및 치료 ● 불면증 해소 ● 신장 질환 개선

결명자(決明子)는 이름에서도 알 수 있듯이 눈을 밝게 해 주는 효능이 뛰어나 눈 건강에 좋은 약재로 쓰인다. 특히 눈이 충혈되거나 눈이 피로한 증상을 풀어 주는 특효약으로 인정받고 있다.

중국의 《신농본초경(神農本草經)》이나 《본초강목(本草綱目)》에서도 눈에 좋은 약으로 기록되어 있는데, 특히 《본초강목》에는 "간장과 신장의 기능을 돕는다. 오랜 눈병에는 결명자 두 되를 가루 내어 먹으면 좋다. 입술의 혈색을 좋게 한다. 숙취에 좋다. 뱀독에 잘 듣는다."고 해 놓았다. 결명자 잎을 나물로 먹으면 오장이 진해지고 눈이 밝아진다는 기록도 남아 있다.

결명자가 신장에 좋은 이유는 결명자차를 마시면 대변과 함께 수분이 많이 배출되는데, 이렇게 되면 신장의 부담이 덜어져 피로한 신장이 회복되기 때문이다.

결명자는 차로도 많이 이용되는데, 변통을 좋게 하고 혈압을 내리고 강장 작용을 하기 때문에 꾸준히 마시면 좋다. 과음한 뒤에 뜨거운 결명자차를 마시고 자면 숙취 해소에도 도움이 된다. 급성 결막염에는 결명자와 국화를 함께 달여 먹으면 효과를 볼 수 있다. 머리를 맑게 하는 효과도 있어서 불면증이 있거

> **약이 되는 요리 결명자차**
>
> 재료 결명자 100g, 잣 5알, 물, 설탕
>
> **1** 결명자는 깨끗이 씻어서 체에 밭쳐 물기를 뺀 뒤 프라이팬에 넣고 충분히 볶는다. **2** 찬물에 결명자를 넣고 결명자를 넣어 20분 간 끓인다. **3** 맛이 충분히 우러나면 잔에 따른다. **4** 잣을 띄우고 설탕을 곁들여 낸다.

나 오랫동안 앉아 공부하는 수험생에게도 좋다. 구강염이 있을 때는 진하게 끓인 결명자차를 2~3분간 3~4회 정도 머금고 있으면 효과를 볼 수 있다. 음식뿐만 아니라 베갯속으로 만들어 사용하면 머리에 열이 많아 생기는 두통에 도움이 되고, 오래 누워 있는 중풍 환자에게도 좋다.

결명자는 성질이 차가운 약재이므로 살짝 볶아서 이용하는 것이 좋다. 그래서 몸에 열이 많거나 얼굴에 쉽게 열이 오르는 사람에게는 좋지만 냉한 체질인 사람이 먹으면 소화 장애나 설사를 유발할 수 있으므로 주의해야 한다. 또 볶지 않고 그냥 끓이면 비린내가 나므로 가능하면 볶아서 이용하는 것이 좋다.

전복 껍질인 석결명(石決明)과 맨드라미 씨앗인 초결명(草決明)에도 이름에 명(明)자가 들어가는데, 이 두 가지도 눈에 이로운 약재로 쓰인다.

고구마

● 대장암 예방 ● 비만 방지

고구마는 달콤한 맛과 촉촉하고 부드러운 식감으로 사랑받고 있는 국민 간식이다. 콜럼부스가 미 대륙을 처음 발견했을 때 처음 유럽으로 가지고 간 의미 있는 작물이기도 하다. 고구마는 주성분인 전분을 비롯해 자당, 포도당, 과당, 만니톨(mannitol), 이노시톨(inositol) 등의 당질이 많이 들어 있어 달콤한 맛이 난다. 탄수화물이 풍부해 주식으로도 이용 가능하며, 맛이 뛰어나고 포만감이 커서 예부터 구황 작물로 많이 이용되어 왔다. 간식으로는 물론이고 엿이나 과자, 잼, 당면 등의 재료로 이용되는 등 쓰임새도 매우 다양하다. 최근에는 스무디나 케이크, 라떼 등 젊은이들이 즐겨 먹는 간식의 재료로도 인기가 높다.

고구마의 노란색은 베타카로틴(betacarotene)에 의한 것으로, 노화와 암, 생활습관병을 예방하며, 면역력을 강화해 주는 효과가 있어 자연 성분 가운데 가장 강력한 황산화제로 알려져 있다. 특히 노란색이 진할수록 베타카로틴 함량이 높다.

하지만 고구마에서 가장 주목할 만한 영양소는 식이섬유로, 변통을 좋게 하고 발암 물질과 장관 벽과의 접촉 시간을 단축시켜 주는 효과가 있어 대장암 예방에 특효다. 그래서 고구마를 꾸준히 먹으면 대장암을 예방할 수 있다. 특히 껍질에는 혈관을

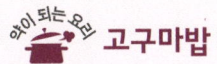 **고구마밥**

재료 쌀 2컵, 고구마 2개(중), 물 2컵

1 쌀을 깨끗이 씻어서 찬물에 불린 뒤 체에 받쳐 둔다. **2** 고구마는 사방 1.5cm 크기로 썰어 찬물에 담가 전분기를 제거한다. **3** 밥통에 불린 쌀을 안친 뒤 쌀과 물을 넣고 고구마를 얹어 밥을 짓는다.

튼튼하게 하고 암과 노화를 예방하는 보라색 플라보노이드와 전분질을 분해하는 성분이 들어 있으므로 깨끗이 씻어서 껍질까지 먹는 것이 좋다. 항산화 효과가 뛰어난 비타민C 함량도 풍부한데, 고구마의 비타민C는 열에 가열해도 잘 파괴되지 않기 때문에 삶거나 굽거나 튀기는 등 여러 가지 조리법으로 요리해 먹을 수 있다.

고구마가 몸에 좋은 또 하나의 이유는 알칼리성 식품이기 때문이다. 칼륨은 나트륨과 길항(拮抗) 작용을 하여 나트륨을 몸 밖으로 배출해 준다. 칼륨은 혈액과 림프액 등에 많이 들어 있는데 세포 조직의 삼투압을 조절하고 체액의 산과 알칼리의 평형을 유지하며 신경이 흥분되는 것을 억제해 준다.

고구마의 천연 단맛에 익숙해지면 과자나 사탕, 가공 식품에 들어 있는 인공적인 단맛을 저절로 멀리 하게 된다. 그런 면에서 고구마는 가공 식품의 과잉 섭취로 인한 비만이나 당뇨, 심장병, 변비, 대장암 등을 예방하고 증상을 개선해 주는 매우 고마운 식품이다.

고추

● 소화 촉진　● 신경통 치료　● 감기 예방　● 암 억제

　높고 푸른 가을 하늘 아래 시골 마당 멍석 위에 널린 붉은 고추는 한국의 가을 풍경을 대표하는 한 폭의 풍경화다. 여름을 나며 빨갛게 익은 고추를 따다 태양빛에 말려 빻아 둔 고춧가루는 일 년 먹거리를 풍성하게 해 줄 양념을 준비하는 중요한 과정이었다. 이처럼 고추는 파, 마늘과 함께 우리나라 음식에 빠져서는 안 되는 필수 양념으로, 도입된 지는 400년에 불과하지만 우리나라의 음식 문화를 확 바꿔 놓았을 만큼 의미가 큰 식재료다. 특히 우리나라에서 재배되는 고추는 지나치게 맵지도, 달지도 않은 품종이라서 그 쓰임이 더욱 다양하다.

　고추는 성질이 뜨겁고 매워서 몸이 차거나 소화 장애가 있는 사람이 먹으면 좋다. 혀와 위를 자극해 소화액의 분비를 촉진하고 식욕을 돋우어 주어 입맛을 회복시키고 몸에 활력을 불어 넣어 주기 때문이다. 비타민C가 풍부하여 항산화 작용을 통한 노화 예방 효과를 발휘하고, 호흡기 계통의 감염에 대한 저항력과 면역력을 높여 주는 비타민A도 들어 있다.

　하지만 고추의 가장 큰 특징은 먹으면 먹을수록 입맛을 돌게 만드는 매운맛에 있다. 이는 캡사이신(capsaisin) 성분에 의한 것으로, 껍질보다는 씨가 붙어 있는 태좌 부분에 많이 들어 있다.

약이 되는 요리 고추찜

재료 풋고추 300g, 밀가루 1컵, 소금 1작은술 **양념** 간장 1큰술, 고춧가루 1큰술, 설탕 1작은술, 참기름 1작은술, 통깨 1작은술

1 통통한 풋고추를 골라 깨끗이 씻는다. **2** 밀가루와 소금을 섞어서 고추 위에 골고루 뿌린다. **3** 고추에 밀가루를 골고루 묻혀 김이 오른 찜통에 10분간 찐다. **4** 집간장, 참기름, 통깨, 고춧가루를 섞어 양념장을 만들어 고추에 얹어 버무린다.

한 실험 결과에 의하면 캡사이신이 암세포의 미토콘드리아에 있는 단백질과 암세포를 사멸시킨다고 한다. 엔도르핀(endorphin)을 솟게 하여 기분을 좋게 하고 발암 물질을 억제하는 효과가 있다는 사실도 확인되었다. 혈액 순환을 촉진해 주므로 혈액의 흐름이 좋지 않아 생기는 신경통을 치료하는 효과도 있다. 위나 장에 흡수되어 혈액 속에 있는 아드레날린(adrenalin)의 농도를 높여 당질의 소모량을 늘리고 물질대사를 활발하게 해 준다. 그래서 고추를 먹고 나면 마치 운동을 한 것처럼 열량 소모량이 많아지고 지방 조직이 줄어든다. 이러한 이유로 한때 일본에서는 고추 다이어트 열풍이 불기도 했다. 고춧가루가 들어간 김치 다이어트가 과학적이고 효과적인 이유도 여기에 있다. 하지만 고추의 캡사이신은 몸속에서 잘 흡수되지 않는 데다 식도, 위, 장을 거쳐 배설될 때까지 장기에 자극을 주기 때문에 위장 장애나 설사를 일으킬 수 있다. 따라서 위경련이나 위염, 위궤양 증상이 있는 사람은 적당히 섭취하거나 맵지 않게 담가 소량만 즐기는 것이 좋다.

냉이

● 춘곤증 예방 ● 숙취 해소 ● 시력 회복

봄이 오면 어김없이 찾아오는 춘곤증은 보통 졸음, 피로감, 권태, 식욕 저하 등의 증상으로 나타난다. 자연이 깨어나는 봄에 사람들이 춘곤증에 시달리는 것은 당연하다. 봄이 되면 겨울에 비해 활발해진 물질대사를 충족시키기 위해 영양 소비가 최대 10배까지 늘어난다. 긴 겨울 동안 상대적으로 신선한 채소와 과일 등의 섭취가 부족해지면서 단백질과 비타민, 무기질이 공급이 충분치 않았던 이유다. 물론 겨울에도 하우스에서 재배한 과일이나 채소를 먹을 수는 있지만 영양이 가득 담겨 있는 제철 식품에는 미치지 못하고 종류도 한정되어 있다. 이런 상태에서 물질대사량만 증가하니 몸이 영양 부족을 호소할 수밖에 없는 것이다.

춘곤증을 극복하기 위해서는 비타민, 무기질, 단백질을 충분히 섭취해야 한다. 그런데 과식을 하게 되면 춘곤증에 식곤증까지 겹쳐 오히려 생활 리듬이 깨져 버린다. 이때 생동하는 봄의 기운을 담은 봄나물을 먹는 것은 춘곤증을 퇴치하는 가장 효과적인 방법이다. 냉이, 쑥, 두릅, 달래, 씀바귀, 원추리, 취나물, 참나물, 고사리, 봄동 등의 봄나물은 겨우내 부족해진 비타민을 보충해 줄 뿐만 아니라 지치고 나른한 몸에 활기를 불어넣어 준

약이 되는 요리 냉이무침

재료 냉이 150g **양념장** 고추장 1큰술, 소금 2/3작은술, 설탕 1/2큰술, 통깨 1작은술, 다진 파 1큰술, 다진 마늘 1/2큰술, 참기름 1작은술

1 냉이는 누렇게 뜬 잎과 잔뿌리를 제거하여 깨끗이 씻는다. 뿌리까지 먹으므로 흙이 남아 있지 않도록 깨끗이 씻어야 한다. **2** 다듬은 냉이를 끓는 소금물에 데쳐 찬물에 담갔다가 소쿠리에 건져 물기를 뺀다. **3** 양념장 재료를 넣어 골고루 섞는다. **4** 냉이를 손으로 꼭 짜서 볼에 넣고 양념장을 넣어 조물조물 무친다.

다. 한마디로 봄나물은 '천연 춘곤증 퇴치제'다.

그중에서도 봄 하면 떠오르는 대표적인 봄나물은 냉이다. 근교에만 나가도 채취할 수 있는 데다 워낙 흔해서 봄을 생각하면 자연스럽게 냉이가 떠오를 정도다. 또 냉이는 채소 가운데 단백질 함량이 가장 많고 칼슘과 철분이 풍부할 뿐만 아니라 푸른 잎사귀 속에는 비타민A가 매우 풍부하여 100g만 먹어도 하루에 필요한 비타민A의 1/3을 보충할 수 있다. 식이섬유도 풍부하여 변비 해수 및 배변 활동에 도움을 준다.

《동의보감》에는 냉이에 대해 "국을 끓여 먹으면 피를 끌어다 간에 들어가게 하고 눈을 맑게 해 준다."고 해 놓았다. 그래서 냉이를 넣고 끓인 국은 숙취에 좋다. 민간에서는 간염이나 간경화, 간장 쇠약 등의 간 질환 증상이 있을 때 냉이를 뿌리째 씻어 말린 것을 가루 내어 식후에 복용하곤 했다.

달래

● 식욕 증진 ● 염증 예방 ● 간 기능 강화 ● 생활습관병 예방

달래는 이른 봄 가장 먼저 돋아나는 봄나물로, 부추와 파처럼 독특한 맛과 향으로 입맛을 돋우는 앙증맞은 채소다. 봄철뿐만 아니라 이른봄에 나타나기 쉬운 각종 비타민 부족 현상을 이겨 낼 수 있게 해 주는 건강 식품으로도 빼놓을 수 없다. 파에 비해 칼슘과 철, 항산화 비타민A · B · C가 풍부할 뿐만 아니라 빈혈 증상 개선과 간 기능 강화에 효과가 좋다. 비타민A가 부족하면 저항력이 약해지고 비타민B_1과 B_2가 부족하면 입술이 잘 트고, 비타민C가 부족하면 잇몸이 붓고 피부가 빨리 노화되는데, 달래에는 이들 증상을 예방하는 비타민이 골고루 들어 있다. 게다가 대부분 익히지 않고 생으로 먹기 때문에 비타민이 손실되는 것을 최소화할 수 있다.

한방에서는 여름철 토사곽란과 복통을 치료하고, 종기나 벌레 물린 데 달래를 처방한다. 강장 · 건위 · 보혈 등에도 효능이 있어 강장 강정제나 위염, 보혈, 타박상, 기침, 백일해, 기관지염, 거담, 동맥경화, 빈혈 등의 치료제로도 처방한다.

스트레스로 잠이 오지 않거나 기력이 떨어져 피로를 많이 느낄 때도 달래를 먹으면 효과적이다. 줄기와 수염뿌리를 통째로 잘 씻어 말린 것을 소주에 넣고 공기가 들어가지 않도록 밀봉해

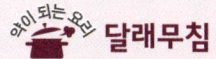
달래무침

재료 달래 200g **양념** 간장 2큰술, 고춧가루·다진 파 각 1큰술, 다진 마늘 1작은술, 통깨 1/2작은술, 참기름·통깨 각 1/3작은술

1 달래는 머리에 붙은 흙은 털어내고 깨끗이 씻어 4cm 길이로 자른다. **2** 참기름과 통깨을 제외한 양념을 모두 섞어 양념장을 만든다. **3** 볼에 양념장을 넣고 부추를 섞어 함께 버무린다. **4** 참기름을 넣어 다시 한번 살짝 버무린 뒤 통깨를 뿌린다.

두었다가 2~3개월 뒤에 먹는 달래술은 신경 안정과 정력 증진에 좋은 약술이다. 벌레에 물려 가려울 때도 달래를 찧어 붙이면 염증 예방과 진통 효과를 볼 수 있다.

하지만 달래는 성질이 따뜻하고 매운맛이 강하기 때문에 체질적으로 열이 많거나 열성 안질, 구내염 등으로 고생하는 사람, 그리고 위장이 약한 사람은 먹지 않는 것이 좋다. 반대로 손발이 유난히 차가운 사람, 피부색이 하얀 사람, 눈이 깊숙이 들어간 사람은 몸이 냉한 체질이므로 많이 먹는 것이 좋다.

파·마늘·부추·달래·무릇 이 다섯 가지 채소의 공통점은 절에서 수도 정진을 하는 스님들이 절대 먹을 수 없는 오신채(五辛菜)다. 혈액 순환을 촉진하고 성적 에너지를 강화하는 효능이 있어 이들 채소를 먹으면 음욕과 성내는 마음을 다스리기 힘들어진다는 이유에서다. 이렇게 스님들에겐 금욕의 채소지만 같은 이유에서 속세의 사람들에겐 더없이 훌륭한 스태미나 식품이 된다.

당근

● 노화 방지 ● 동맥경화 예방 ● 암 예방

당근은 대표적인 녹황색 채소로, 단맛이 강해 나물이나 김치, 샐러드 등 서양 요리에 많이 이용된다. 색이 곱고 어디서나 쉽게 구할 수 있어 요리에 넣으면 시각적으로 아름다운 효과를 볼 수 있다. 유럽에는 '당근은 사람을 애교 있게 만든다.', '당근이 미인을 만든다.'라는 말이 있을 만큼 당근을 각종 요리에 애용하고 있다. 생육 환경이 맞지 않아 인삼을 재배하기 어려웠던 일본에서는 한때 당근을 인삼에 버금가는 약재로 생각했을 만큼 당근을 귀하게 여겼다. 모양이 사람의 하체와 비슷해 당근을 먹으면 하반신이 강해져 건강이 증진되고 노화를 예방할 수 있다고 믿었다. 실제로 한방에서는 당근의 씨와 잎을 약재로 쓴다.

당근의 주황색은 카로틴(carotene) 성분에 의한 것으로, 몸속에 들어가 비타민A로 바뀌기 때문에 프로비타민A라고도 부른다. 비타민A가 결핍되면 살결이 거칠어지고 병균에 대한 저항력이 약해져 여드름이 쉽게 생기고 잘 곪는데, 카로틴은 피부와 점막을 건강하게 하여 면역력과 저항력을 높여 주고 암과 노화를 예방해 주는 효과가 탁월하다. 또한 비타민A는 눈의 망막에 작용하는 물질을 생성하는 재료가 되기 때문에 저하된 시력을 회복하고 야맹증을 치료하는 데도 효과를 발휘한다. 비타민A는

당근도라지잡채

재료 당면 300g, 당근 1/2개, 도라지 100g, 양파 1/2개, 홍고추 1개, 통깨 1큰술, 파 1개, 진간장, 설탕

1 당면은 삶아서 건진 뒤 진간장과 설탕으로 밑간을 해 둔다. **2** 당근은 채 썰어서 볶고, 도라지는 물에 담가 아린 맛을 제거한 뒤 소금과 참기름으로 밑간한다. **3** 양파와 홍고추, 파는 채 썰어서 볶는다. **4** 큰 볼에 모든 재료를 넣고 버무린다. 간을 보아 싱거우면 진간장으로 간을 맞춘다. **5** 마지막으로 참기름을 약간 넣고 버무린 뒤 위에 깨를 살짝 뿌린다.

지용성이므로 기름에 조리해야 흡수율이 높아진다. 중간 크기의 당근 1/2개 정도면 하루에 필요한 비타민A의 필요량을 보충할 수 있다.

미네랄 가운데는 혈압을 낮추어 고혈압과 동맥경화를 예방하는 칼륨이 풍부하다. 정장 작용을 하여 변비나 설사를 개선하는 펙틴도 많이 들어 있다. 하지만 당근에는 비타민C 분해 효소인 아스코르비나제(ascorbinase)가 들어 있어서 오이나 무, 시금치, 배추처럼 비타민C가 풍부한 채소와 함께 조리하면 비타민C가 파괴된다. 이를 방지하기 위해서는 당근만 따로 생식하거나 식초를 약간 첨가해서 먹는 것이 좋다. 80℃ 정도의 온도에서 4~5분간 가열한 뒤 조리해도 비타민C가 파괴되는 것을 막을 수 있다.

대추

● 항암 작용 ● 신경 안정 ● 불면증 해소

《동의보감(東醫寶鑑)》에 의하면, "대추는 맛이 달고 독이 없으며 속을 편안하게 하고 오장을 보호한다. 오래 먹으면 안색이 좋아지고 몸이 가벼워지면서 늙지 않는다."고 되어 있다. 그래서 대추는 오래 전부터 노화를 막는 음식으로 여겨져 노인들에게 특히 권해 왔으며, 민간요법으로도 매우 다양하게 이용되고 있다. 게다가 독성이 없어서 오랫동안 꾸준히 먹어도 부작용이 없다. 햇볕에 말리거나 살짝 쪄서 말려 두면 약효가 파괴되지 않으면서도 오래 보관할 수 있다.

최근에는 여러 가지 연구를 통해 그 효능이 입증되고 있는데, 한 연구에 의하면 대추에는 매우 강력한 항암 작용과 함께 알레르기성 자반증을 치료하는 효과가 있다고 한다. 우리 몸에는 'cAMP'라는 게 있어서 인체의 면역력을 높이는 역할을 하는데, 대추에는 이 cAMP를 활성화하는 물질이 풍부해서 암 세포가 성장하는 것을 막아 주고 암을 예방한다는 것이다. 실험에서는 대추를 소량으로 투여한 경우보다 대량으로 투여한 경우에 암 세포를 억제하는 작용이 월등히 높게 나타났다. 그 밖에도 대추에는 단백질과 지방을 비롯해 사포닌, 포도당, 과당, 다당, 유기산, 칼슘, 인 등 총 36종의 다양한 무기 원소가 들어 있다.

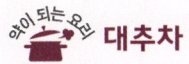 **대추차**

재료 대추 20개, 물 2L

1 대추는 칫솔을 이용해 주름 속에 숨어 있는 먼지를 깨끗이 제거한 뒤 물에 씻는다. **2** 냄비에 물을 붓고 대추를 넣은 뒤 약한 불로 2시간 정도 달인다. **3** 대추가 충분히 익어 완전히 흐물흐물해지고 씨와 살이 분리되는 정도가 되면 면보에 거른다. **4** 유리병에 담아 냉장 보관해 두고 마신다.

※ 배를 넣으면 달콤한 맛이 더해져 아이들이 더욱 좋아한다. 수삼을 넣어 끓인 수삼대추차는 남편의 건강 음료로 매우 좋다.

이 가운데 사포닌(saponin)은 콜레스테롤을 용해하는 작용을 하여 생활습관병을 예방해 준다. 비장과 위장이 허약해 식욕 부진, 소화 불량, 설사 같은 소화기 계통의 질병을 앓고 있는 사람에게도 효과가 좋다.

특히 대추에는 갈락토오스, 자당, 맥아당 등의 당이 많이 들어 있는데, 이들 단맛이 긴장을 풀어 주어 흥분을 가라앉히고 신경을 안정시켜 준다. 따라서 밤에 잠을 잘 자지 못하거나 꿈을 많이 꾸는 사람, 갱년기 증상으로 인해 우울증과 히스테리 증상이 나타나는 중년 여성, 신경이 예민하고 날카로운 수험생이 대추차를 꾸준히 마시면 긴장이 풀리고 머리가 맑아지는 효과를 볼 수 있다. 피로하고 답답해서 잠이 오지 않을 때는 대추 20개와 파의 흰 뿌리 부분 7대를 함께 넣어 끓인 대추파탕을 먹으면 효과를 볼 수 있다.

더덕

● 폐 기능 강화 ● 가려움증 해소 ● 기관지 질환 치료 ● 혈액 정화

　산삼에 버금가는 뛰어난 약효가 있다 하여 사삼(沙蔘)이라고 불리는 더덕은 인삼·단삼·현삼·고삼과 더불어 오삼(五蔘)의 하나로 꼽힌다. 수십 년 이상 된 야생 더덕 중에는 속이 썩지 않았는데도 자연적으로 물이 생겨난 것이 있는데, 이 물은 시시한 산삼과도 바꾸지 않는다고 할 정도로 귀하게 여긴다. 《신농본초경》, 《본초강목》, 《간역방(簡易方)》 등의 한의학 서적에서도 더덕의 효과를 인정하고 있으며, 민간요법으로도 많이 이용되고 있다.

　더덕의 가장 큰 효능은 폐 기능 향상 효과로, 기관지 보약이라 불릴 만큼 목 건강에 효과가 좋다. 목이 칼칼하고 아플 때, 편도선 증상이 있거나 기관지 염증(인후염)이 있을 때 먹으면 효과를 볼 수 있다. 또한 더덕에는 사포닌과 이눌린(inulin) 성분이 들어 있어서 강장·건위·해열·해독 효과도 뛰어나다. 심한 종기가 나거나 독충에 물렸을 때, 음부가 가려울 때 더덕을 가루 내어 바르면 효과를 볼 수 있다. 또 신체 기능을 유지하는 데 반드시 필요한 지방산인 리놀레인산(linoleic acid)과 칼슘, 인, 철분 등이 무기질을 함유하고 있어 뼈를 건강하게 하고 혈액 건강을 지켜준다. 꽃이나 뿌리를 달여서 하루 2~3회 10일 이상 복용하면

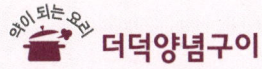
더덕양념구이

재료 더덕 300g, **양념** 고추장 2큰술, 간장 1/2큰술, 설탕 1큰술, 실파 2뿌리, 마늘 3쪽, 깨소금 1/2작은술, 참기름 1작은술

1 더덕은 껍질을 벗겨 작은 것은 그대로 이용하고 큰 것은 반을 갈라 방망이로 자근자근 두들긴다. **2** 참기름과 간장을 3 : 1 비율로 섞어 더덕에 묻혀 초벌 양념을 한다. **3** 오목한 그릇에 간장, 참기름, 고추장, 설탕, 다진 파와 마늘, 깨소금을 넣고 잘 섞는다. **4** 달군 석쇠에 호일을 깐 뒤 애벌 양념한 더덕을 살짝 굽는다. **5** 초벌구이한 더덕에 양념 고추장을 발라 다시 한번 구워 접시에 담아 낸다.

고혈압, 천식, 비만 등에도 효과를 볼 수 있다.

이처럼 더덕은 약효도 뛰어나지만 향이 좋고 맛이 좋아 남녀노소의 입맛을 자극하는 별미이자 고급 반찬으로 꼽힌다. 장아찌, 누름적, 무침, 물김치, 수프, 정과, 술, 차 등으로 다양하게 이용되는데 보통 껍질을 벗겨 칼등이나 홍두깨 등으로 자근자근 두들겨 기호에 맞게 고추장 양념을 발라 구워 먹거나 고추장 절임을 해 먹는다. 하지만 더덕은 끈끈한 진을 함유하고 있기 때문에 껍질을 까는 일이 만만치 않다. 이때는 더덕을 물에 담가 수세미로 깨끗이 닦아낸 뒤 끓는 물에 4~5초 정도 담갔다가 재빨리 건져 찬물에 헹구었다가 까면 된다. 뜨거운 물에 담그는 과정에서 사포닌 성분이 더덕 내부로 스며들어 진이 묻지 않는 원리를 이용한 것이다.

도라지

● 폐 기능 강화　● 치통 억제　● 소염 작용

　명절 음식이나 제사상에 빠지지 않고 등장하는 풍습에서도 볼 수 있듯이 도라지는 우리 식탁에서 매우 친근한 채소다. 그런 만큼 오래 전부터 약용과 식용으로 널리 이용해 왔다. 《향약집성방(鄕藥集成方)》에서는 도라지에 대해 "맛이 맵고 온화하며 햇볕에 말린 것은 인후통을 잘 다스린다." 하였고, 《동의보감》에서는 "허파와 목, 코, 가슴의 병을 다스리고, 벌레로 인한 독을 내린다."고 하여 도라지의 효능을 인정했다. 한방에서는 '귀하고 길한 풀뿌리가 곧다'는 의미에서 도라지를 길경(桔梗)이라고 부른다. 실제로 3,000여 개의 약 처방 가운데 300여 개에 도라지를 배합해 처방하고 있다.
　도라지에는 섬유질, 단백질, 당분, 칼슘, 철분, 회분, 인 등의 무기질이 풍부할 뿐만 아니라 비타민B_1·B_2 등의 비타민도 들어 있다. 그중에서도 도라지를 더욱 가치 있게 해 주는 것은 사포닌이라는 성분이다. 사포닌은 인삼, 콩, 칡, 더덕 등에 들어 있다고 알려진 성분으로, 진정·진통·항염증·항궤양·혈압 강하 작용을 한다. 기침을 멎게 하고 가래를 삭이는 효과도 사포닌에 의한 것이다. 종류에 따라 백도라지, 약도라지, 꽃도라지로 나뉘는데, 사포닌 성분은 특히 꽃이 필 때 많아지며 종류

약이 되는 요리 도라지나물

재료 도라지 200g, 올리브유 2큰술, 소금 1작은술, 다진 파·마늘 각 1작은술, 물 2큰술, 참기름 약간

1 도라지는 껍질을 벗겨 머리 부분에 칼집을 넣어 먹기 좋은 크기로 찢는다. **2** 도라지를 소금물에 담가 아린맛을 제거한 뒤 끓는물에 살짝 데친다. **3** 우묵한 프라이팬에 올리브유를 살짝 두른 뒤 도라지를 넣고 볶는다. **4** 소금, 파, 마늘, 물을 넣고 약한 불에서 다시 한번 볶는다. **5** 참기름을 뿌리고 한 번 뒤집어 그릇에 담아 낸다.

※ 나물 요리에 파와 마늘을 많이 쓰면 나물 특유의 맛이 반감되므로 적당한 만큼만 사용해야 한다.

는 달라도 사포닌 성분은 같다. 이 중에서도 흰 꽃이 피는 백도라지를 더 낫게 친다. 그 이유는 도라지가 주로 폐경과 관련된 질환에 들어가는 약재인데, 흰색이 폐경과 관련되는 색이기 때문에 색깔의 상관성을 생각한 것으로 보인다.

도라지는 민간요법으로도 많이 이용된다. 특히 성질이 따뜻한 편이라서 호흡기 질환에 효과가 좋다. 감기로 인해 코가 막혔을 때 도라지 20g을 썰어 물 350ml를 붓고 끓여 마시면 효과를 볼 수 있고, 껍질을 벗긴 도라지를 쌀뜨물에 담가 두었다가 볶아 먹으면 치통이나 설사, 복통 등에 효과가 좋다. 옻이 올랐을 때도 도라지 생즙을 바르면 효과를 볼 수 있다. 약용할 때는 껍질을 벗겨 이용하기도 하고 그대로 말려서 이용하기도 하는데, 약효 면에서는 큰 차이가 없으므로 편한 방법을 선택하면 된다.

두충

● 관절염 치료   ● 유산 방지   ● 스태미나 보강

두충은 갈잎큰키나무의 나무껍질로, 달고 따뜻한 성질을 가지고 있다. 은행나무처럼 암수가 다른 나무로 되어 있으며, 한방에서는 보통 15년 이상 지난 것을 약재로 쓴다. 중국에서는 인삼보다 귀하다 하여 '환상의 약초'라고 불렸으며, 신선의 나무(仙木)로도 알려져 있다. 중국 고대 야사(野史)에 의하면 두충(杜冲)이라는 도선인(道仙人)이 두충나무 잎을 먹고 득도했다 하여 두충이라 부른다는 얘기가 전해지고 있다. 지금도 중국 사람들은 두충나무의 어린잎을 불에 쬐여 말린 뒤 두충차를 만들어 마시는 것을 건장 장수의 선법(仙法)으로 삼고 있다

두충은 특히 간신의 기능 부족으로 나타나는 요통과 무릎이 시리고 연약해지는 증상에 근육의 탄력을 강화하고 골질이 형성되는 촉진하는 효능이 탁월해 관절염 치료제로 좋다.《본초강목》에도 허리와 무릎 통증을 해소하는 데 쓴다고 기록해 놓았다. 한 소년이 결혼한 지 얼마 되지 않아 걸을 수 없는 병에 걸렸는데 중국 전역을 돌아다니며 온갖 치료를 해 보았으나 호전되지 않았다. 그런데 명의로 알려진 손림이라는 사람이 두충을 술로 달여 먹였더니 3일 만에 걸을 수 있게 되었다는 것. 이처럼 두충은 허리와 무릎에 잘 듣는 약이다. 하지가 허약하거나

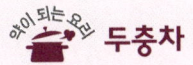

두충차

재료 두충 20g 또는 두충잎 50g, 물 500ml

1 두충 또는 두충잎을 물에 깨끗이 씻어서 체에 받쳐 물기를 뺀다. **2** 물에 두충을 넣고 약한 불에 은근히 달인다. **3** 차를 체에 받쳐 유리병에 담은 뒤 냉장고에 넣어 두고 마신다.

힘이 없고 나른한 증상, 빈뇨증, 어지럼증 등에도 효과적이다.

두충은 고혈압에 처방되기도 하는데, 단독으로 쓰면 효과가 충분치 않으므로 같은 효능을 가진 다른 약재와 섞어 쓰는 것이 좋다. 또 유산을 막아 주는 효과가 있어서 임신 중 하복부 통증이나 송기 출혈(유산의 전조 증상) 등이 있을 때도 처방된다. 정력을 보강해 주는 효과도 뛰어나 남녀의 음하습과 가려움증, 소변이 잦고 힘이 없고 나른한 증상에도 큰 효과를 발휘한다.

단, 두충은 성질이 따뜻한 약재이므로 사삼과 함께 사용하는 것은 피하고, 몸에 열이 많거나 음기(陰氣)가 약해 몸이 뜨거운 사람은 섭취를 피하는 것이 좋다.

두충은 주로 차로 이용하는데, 독성이 없기 때문에 꾸준히 복용해도 부작용이 없다. 집에서 차로 만들어 마실 때는 한 번에 약 10~15g 정도가 적당하다. 또 생것을 끓이는 것보다는 막걸리나 소금물에 한번 볶아서 말려 끓이면 유효 물질이 더 많이 추출되어 더 효과적으로 이용할 수 있다. 감초와 함께 달여 마시면 달콤한 맛이 배어나와 설탕을 넣지 않아도 되고 요통과 무릎 통증에도 효과를 볼 수 있다.

마

- 자양 강장 ● 저항력 증강 ● 피로 회복 ● 당뇨 예방 및 치료

　마는 '산의 뱀장어'라 불릴 정도로 자양 강장 효과가 뛰어나고 영양가가 높은 식품이다. 주성분은 전분이며, 아밀라아제(amylase) 등의 소화 효소가 녹말의 소화를 도와주기 때문에 소화력이 떨어진 사람이 먹으면 좋다. 특히 마에는 열량 대사를 촉진하는 비타민B_1·B_2·C를 비롯해 콜린과 사포닌 등의 유효 성분이 풍부하여 체력을 회복하는 데 도움을 주고 병에 대한 저항력을 길러 준다. 칼륨이 풍부하여 소금의 독을 풀어 주는 효과도 있다. 생으로 먹어도 되고 생즙을 내어 먹어도 좋고 가루로 만들어 죽처럼 먹을 수도 있지만 열을 가하면 효소가 파괴되므로 가능하면 갈아서 생으로 먹는 것이 좋다. 생으로 먹어도 소화가 잘된다.

　마를 잘랐을 때 나오는 끈적끈적한 점액질은 뮤신(mucin)으로 허약 체질과 병후 쇠약, 생식 능력 저하 등으로 인한 피로를 풀어 주고 기력을 증가시키는 효과가 있다. 단백질의 흡수를 도와주는 역할을 하므로 마를 이용할 때는 통으로 껍질을 벗겨 물에 살짝 씻은 뒤 원하는 크기로 썰어서 요리에 이용하는 것이 좋다. 하지만 뮤신은 몸을 가렵게 하므로 예민한 사람은 알레르기 반응에 주의해야 한다. 유산균을 증식시켜 장내 세균을 제거

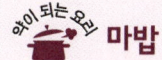

마밥

재료 쌀 2컵, 마 2개(중), 물 2컵

1 쌀을 깨끗이 씻어서 찬물에 불린 뒤 체에 밭쳐 둔다. **2** 마는 사방 1.5cm 크기로 썰어 찬물에 담가 둔다. **3** 밥통에 불린 쌀을 안친 뒤 쌀과 물을 넣고 마를 얹어 밥을 짓는다.

해 주기 때문에 대장암 예방에도 효과가 있다. 또한 마를 꾸준히 먹으면 두뇌 활동이 활발해지기 때문에 수험생이나 성장기 어린이가 섭취하면 집중력이 높아져 학습 능력이 향상된다.

마 껍질을 벗겨 말린 것을 산약(山藥)이라 하는데, 한방에서는 약이나 요리에 주로 쓴다. 매일 산약 60g을 달여 차 대신 마시면 설사가 멎고 소화가 잘되며, 만성 기침으로 묽은 담이 많이 나와 식욕이 부진하거나 원기가 부족해 호흡기계 질환이나 소화기계 증상이 있을 때는 기침약과 산약을 함께 먹으면 좋다. 산약을 직접 먹거나 매일 150g씩 달여 차 대신 마시면 물을 마셔도 낫지 않는 구갈 증상에 효과를 볼 수 있다. 췌장에서 인슐린이 원활하게 분비될 수 있도록 해 주므로 당뇨를 예방하고 치료하는 효과도 있다.

마와 산수유의 음식 궁합 마와 산수유를 함께 달여 먹으면 원기가 회복되고 정력이 강화된다. 장어구이 못지않은 효능을 볼 수 있으므로 장어구이를 먹지 못하는 사람에게 추천할 만하다.

마늘

● 고혈압 예방 ● 위암 및 대장암 예방 ● 스태미나 증강

　냄새를 제외하고는 백 가지 이로움을 준다는 의미에서 일해백리(一害百利)의 식품으로 불리는 마늘. 그래서 "마늘이 있는 식탁은 약국보다 낫다."는 말이 있을 정도다. 주요 성분은 당질이지만 비타민B_1·B_2·B_6 등도 풍부하게 함유되어 있다. 나트륨의 배출을 촉진하여 고혈압을 예방하는 칼륨, 스태미나 강화 효과가 있는 아연, 철분의 흡수를 돕는 구리 등의 미네랄까지 갖춘, 말 그대로 천연 종합 영양제다.

　또한 마늘은 미국의 시사 주간지 《타임(Time)》지가 뽑은 10대 건강 식품의 하나이자 미국국립암연구소가 선정한 48가지 항암 식품에도 뽑힐 만큼 전 세계가 인정하는 항암 식품이기도 하다. 그중 마늘의 항암 효과는 알리신(allicin)에서 나온다. 알린(allin)은 마늘 특유의 냄새를 내게 하는 유황 화합물로, 분해되면 효소의 작용에 의해 알리신이 되는데 바로 이 알리신이 항암 작용을 하는 것이다. 알리신은 비타민B_1(티아민)과 결합하면 알리티아민(allithiamine)이라는 성분으로 전환되는데, 이는 장 내의 어떤 세균에도 파괴되지 않고 흡수가 잘된다는 이유에서 '활성 지속성 비타민B_1'이라고 불린다. 또 다른 유황 화합물인 디알린펜타설파이드(diallypentasulfide)도 독성을 제거하는 효과

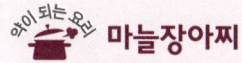

마늘장아찌

재료 통마늘 25통(1.8kg), 식초 6컵

1 마늘 껍질을 깐다. **2** 주둥이가 넓은 유리병에 마늘을 넣고 마늘이 잠길 정도로 식초를 붓는다. **3** 유리병의 뚜껑을 꼭 닫은 뒤 열흘 정도 냉장 보관한다. **4** 매운맛이 배어 나온 식초를 따라 버리고 다시 새 식초를 붓는다. **5** 끼니 때마다 1~2쪽씩 먹는다.

를 활성화하여 활성 산소를 제거하는 데 도움을 준다. 그 밖에도 보온과 살균 효과가 있어서 감기와 냉증을 치료하는 데 좋고, 식중독과 설사를 예방해 주며, 간장암과 대장암을 예방해 주는 S-메틸시스테인(S-methylcysteine) 성분도 들어 있어서 꾸준히 먹으면 이들 질환을 예방할 수 있다. 또 피를 엉기지 않게 하는 항혈전 작용을 통해 피 속의 콜레스테롤을 줄여 주는 등 신경 계통을 자극하여 혈액 순환을 왕성하게 하는 효과도 있어서 심근경색이나 뇌경색처럼 혈소판이 뭉쳐 혈관을 막아 발생하는 질환을 예방할 수 있다.

 하지만 마늘은 맛이 맵고 자극적이기 때문에 섭취에 주의해야 한다. 하루 2~3쪽이 가장 적당하다. 공복에 먹거나 갑자기 많이 먹을 경우 위 점막을 자극하여 위통을 유발할 수 있다. 항응고 작용을 하므로 아스피린 같은 항응고제 약물 치료를 받고 있는 사람도 섭취에 주의해야 한다.

무

- 소화 장애 개선 ● 항암 작용

　무는 국, 찌개, 생채, 장아찌 등 여러 가지 요리에 이용되는 친숙한 채소다. 예부터 '무를 많이 먹으면 속병이 없다.', '천연 소화제'라 불릴 만큼 무에는 여러 가지 효소가 많이 들어 있다. 그래서 밥이나 떡을 과식했을 때 무즙을 내어 마시면 소화가 잘될 뿐만 아니라 산도를 중화할 수 있다. 시루떡을 찔 때 무를 넣고 생선회나 구이 요리에 무를 곁들이는 것도 이런 이유다. 이는 녹말을 분해하여 위의 부담을 덜어 주는 아밀라아제와 비타민C의 작용에 의한 것이다. 하지만 아밀라아제와 비타민C는 둘 다 열에 약하여 파괴되기 쉬우므로 가능하면 생으로 먹는 것이 좋다. 또 식초는 아밀라아제의 활성을 저해하므로 첨가하지 않는 것이 좋다. 아밀라아제뿐만 아니라 산화 효소와 요소를 분해하여 암모니아를 만드는 효소, 몸속에서 해로운 과산화수소를 물과 산소로 분해해 주는 카탈라아제(catalase)도 들어 있어서 생리적으로 중요한 역할을 한다. 그 외에도 무에는 칼슘과 라이신(lysin)이 많이 들어 있으며, 적은 양이긴 하지만 지방과 단백질 분해 효소도 들어 있다. 그래서 오징어나 문어처럼 가열하면 육질이 질겨지는 식품에 무를 함께 넣고 끓이면 육질이 연해지고 재료에도 맛 성분이 스며들어 맛이 훨씬 좋아진다.

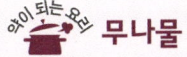

무나물

재료 무 1/2개(500g), 소금 2/3큰술, 다진 파 2큰술, 다진 마늘 1큰술, 참기름·통깨 각 1큰술, 멸치 육수 1/2컵

1 무는 껍질째 깨끗이 씻어서 채 썬 뒤 소금 1/2큰술을 넣고 15분 정도 절인다. **2** 팬에 참기름을 두른 뒤 다진 마늘을 먼저 넣고 볶는다. 들기름을 이용해도 좋다. **3** 기름에 마늘 맛이 배어들면 절여 놓은 무채를 넣고 함께 볶는다. **4** 무채가 어느 정도 익으면 멸치 육수를 넣고 푹 익힌다. **5** 무가 투명해지고 국물이 자작해지면 파, 참기름, 깨를 넣고 골고루 섞어 접시에 담는다.

생무를 먹고 트림을 하면 고약한 냄새가 나는데, 이는 이소티오시아네이트(isothiocyanate)라는 성분에 의한 것으로, 최근에 항암 효과가 있다는 사실이 밝혀지면서 화제를 모으고 있다. 발암 물질을 분해·해독하고 위벽을 보호하여 궤양 치료에 도움을 주는 오게시타제 성분이 들어 있다는 사실도 밝혀져 미국암예방협회에서도 날마다 무 등의 근채류를 많이 먹으라고 권장하고 있는 실정이다.

무뿐만 아니라 시래기라 불리는 무청도 무 못지 않은 건강 식품으로, 항산화 비타민C와 카로티노이드, 칼슘, 철, 식이섬유가 풍부하게 함유되어 있다. 먹을 수 있는 부분 100g 가운데 칼슘이 210mg, 비타민B가 0.13mg 함유되어 있으므로 연한 속잎은 골라서 김치나 볶음, 나물로 이용하고, 겉잎은 살짝 데쳐 말려 두었다가 시래기국이나 묵나물로 이용하면 좋다.

부추

● 피로 회복 ● 지구력 증대 ● 조혈 작용 ● 다이어트

부추는 오장의 기능을 진정시키고 위의 열을 없애 준다고 알려진 건강 채소다. 겨울에도 웬만해서는 얼어 죽지 않을 만큼 생명력이 매우 강해 마늘 다음 가는 정력 채소로도 인정받고 있다. 《본초강목》에서도 "부추는 오장을 편하게 하고 냉증을 몰아내며 남성의 양기를 돋워 준다."고 하여 부추의 효능을 인정하고 있다. 또 녹용에 비유될 만큼 간 기능을 강화하고 스태미나를 증강시켜 주는 효과가 좋아 남성에게 많이 권해진다.

스태미나 효과도 뛰어나지만 사실 부추만큼 영양가가 풍부한 채소도 흔치 않다. 특히 '비타민의 보고'라 불릴 만큼 각종 비타민이 풍부해 A · B_1 · B_2 · C · E를 모두 함유하고 있으며, 단백질과 탄수화물의 비율도 높은 편이다. 몸속에 염분이 과잉 축적되는 것을 막아 주는 칼륨도 100g에 450mg이나 함유되어 있다. 게다가 다른 채소에 비해 철분 함량이 높아 조혈 작용을 돕고, 몸속에 들어가 비타민A로 변환되어 노화를 방지하고 항암 작용을 하는 베타로틴도 들어 있다. 특히 된장과 함께 먹으면 (부추된장국) 된장에 없는 비타민A와 C를 부추가 보충해 주어 항암 효과가 더욱 높아진다.

부추의 독특하고 매운 맛은 양파나 달래, 마늘 등에 들어 있

약이 되는 요리 부추새우전

재료 부추 100g, 중하 5마리, 청·홍고추 각 1개, 반죽물(부침가루 5큰술, 물 1컵, 달걀 1개, 소금 약간), 올리브유

1 부추는 끝부분을 깨끗이 다듬어 1.5cm 길이로 짧게 자른다. **2** 새우는 깨끗이 씻어서 머리와 꼬리를 떼어내고 등쪽의 내장을 제거한 뒤 잘게 다진다. **3** 청·홍고추는 씨를 털어낸 뒤 어슷하게 썬다. **4** 반죽물 재료를 섞은 뒤 부추와 새우, 고추를 넣고 골고루 섞는다. **5** 프라이팬을 달구어 올리브유를 두르고 반죽을 한 순가락씩 떠서 노릇노릇하게 부친다.

는 알리신 성분에 의한 것이다. 알리신은 소화를 돕고 살균 작용을 하며 비타민B_1이 더 효과적으로 흡수될 수 있게 해 준다. 강력한 항산화 작용으로 위암·대장암·간암·폐암·피부암 등을 예방하고 발암 물질을 제거하는 효과도 있다.

부추는 한의학에서도 많이 이용되는데, '구자'라고 불리는 열매는 비뇨기계 질환이나 혈액 정화, 강장, 강심제 등으로 처방되고, 씨는 이뇨제로 쓰며, 비늘줄기는 건위·정장·화상 등에 처방된다.

부추는 성질이 뜨거워서 굴이나 돼지고기처럼 차가운 성질을 가진 재료와 잘 어울린다. 신선한 굴과 부추를 노릇노릇하게 지져 낸 굴부추전이나 삶은 부추를 곁들여 돼지고기 수육과 함께 싸 먹으면 궁합이 잘 맞는다. 카로틴과 비타민E는 기름과 함께 섭취하면 흡수율이 더욱 높아지므로 비타민B_1이 풍부한 간과 함께 볶아서 먹는 것도 좋은 방법이다.

브로콜리

● 항암 작용　● 빈혈 예방　● 해독　● 자궁암 예방　● 다이어트

　브로콜리는 토마토와 함께 최고의 암 예방 식품으로 인정받고 있는 채소다. 일본 농수성의 연구 결과에 의하면 우리가 일상적으로 먹고 있는 채소 중 브로콜리 〉 가지 〉 시금치 〉 오이 〉 피망 〉 우엉 〉 무 〉 토마토 〉 양파 〉 양배추 〉 감자 〉 당근 순으로 탄 음식에 들어 있는 발암 물질을 억제하는 효과가 크다고 한다. 미국의 한 식품 연구 기관에서도 브로콜리를 많이 먹는 사람은 자궁경부암에 걸릴 위험이 낮고, 결장암을 억제하는 효과가 양배추보다 뛰어나다고 발표했다.

　브로콜리의 유효 성분 가운데서도 가장 주목할 것은 설포라판(sulforaphane)이다. 설포라판은 식품에 존재하는 여러 가지 항암 물질 가운데 가장 강력한 작용을 한다고 알려져 있는 성분으로, 간에 존재하는 효소의 양을 증가시켜 식품 또는 환경적 요인에 의해 섭취된 암 유발 물질을 파괴한다. 특히 위암과 위궤양을 일으키는 헬리코박터 파일로리균(helicobacter pylori)을 사멸하는 효과가 뛰어나 위암과 위궤양에 탁월한 효과를 발휘하고 해독 작용을 한다. 한 연구에 의하면 60℃에서 약 10분간 가열해 먹는 것이 설포라판의 양을 최대화하여 항암 효과를 가장 높일 수 있다고 한다. 여기에 발암 물질을 흡착해 배출해 주

브로콜리크림수프

재료 브로콜리 100g, 감자 1개, 양파 1/2개, 버터 1큰술, 우유 1컵, 생크림 1/4컵, 소금 약간

1 브로콜리는 한 입 크기로 잘라 끓는 소금물에 살짝 데쳐 찬물에 헹궈 물기를 뺀다. **2** 감자와 양파는 깍둑 썰기한다. **3** 우묵한 팬을 달구어 버터를 먼저 녹인 뒤 감자와 양파를 넣고 볶는다. **4** 감자와 양파가 익어서 투명해지면 믹서에 한 번 간다. **5** 갈아진 재료를 냄비에 부은 뒤 잘게 썬 브로콜리와 우유, 생크림을 넣고 다시 한번 끓인다.

는 식이섬유와 발암 물질을 해독하는 인돌(indol), 페놀(phenol) 등의 물질까지 풍부하다. 게다가 비타민C 함유량이 레몬의 2배, 감자의 7배로 채소 가운데서도 높은 편이다. 비타민C의 작용을 돕는 철분 함량도 100g 중 1.9m으로 채소 가운데 가장 높아서 빈혈이나 숨이 차는 증상, 심장과 맥박이 빨리 뛰는 등의 증상을 예방해 준다. 브로콜리의 비타민C는 가열해도 잘 파괴되지 않는 특성이 있어서 샐러드는 기본이고 볶음이나 조림, 수프의 재료로 다양하게 이용할 수 있다. 특히 양파와 함께 조리해 먹으면 바이러스에 대한 면역력이 강화되어 자궁경부암 예방 효과를 높일 수 있다.

상추

● 신경 안정 ● 두통 해소 ● 빈혈 예방 ● 해독 ● 숙취 해소

상추는 고려시대부터 먹어 온 전통 있는 채소다. 몽고의 침입으로 원 나라에 공물로 보내진 여인네들은 궁중의 뜰에 상추를 심어 놓고 먹으며 고향에 대한 그리움과 망국의 한을 달랬다고 한다. 이를 눈여겨보던 몽고인들에게도 상추쌈은 큰 인기였는데, 특히 고려 상추는 맛과 질이 좋아 천금을 주어야 씨앗을 얻을 수 있다 하여 천금채(千金菜)라고도 불렸다.

스트레스를 받거나 우울할 때 상추를 먹으면 기분이 한층 좋아진다. 이는 진정 작용을 하는 락투세린(lactucerin)과 락투신(lactucin)이라는 알칼리 성분에 의한 것으로, 상추를 꺾었을 때 나오는 흰 즙이 바로 이 성분이다. 예민한 신경을 누그러뜨리는 효과도 있어서 오랫동안 먹으면 두통이나 불면증을 해소하는 데도 도움이 된다. 특히 상추는 변비로 고생하는 여성에게 좋다. 상추에 풍부한 섬유질이 장 활동을 도와 배변을 부드럽게 하고 변비로 인해 생긴 독소를 해소해 주기 때문이다. 오랜 변비로 인해 탁한 기운이 상체 쪽으로 역류하여 피부가 좋지 않거나 소화가 안 되는 사람에게도 적극적으로 권장할 만하다. 게다가 상추는 수분 함량이 많아 탈수 증상이 일어나기 쉬운 여름을 건강하게 날 수 있게 해 준다. 뜨거운 햇볕 때문에 생기는 두통

약이 되는 요리 상추장떡

재료 상추 800g, 당근 1.5개, 밀가루 1컵, 물 2/3컵, 고추장 2큰술, 된장 2작은술, 다진 마늘, 실고추, 올리브유 5큰술

1 상추는 씻어서 물기를 제거한 뒤 굵직하게 썬다. **2** 볼에 물, 고추장, 된장, 다진 마늘을 넣고 섞은 뒤 밀가루를 넣어 잘 섞는다. **3** 당근은 채 썰고, 실고추는 덩어리진 것을 풀어서 잘라 놓는다. **4** 팬에 올리브유를 두르고 반죽을 한 국자 정도 떠서 얇게 편 뒤 상추, 당근, 실고추를 얹어 노릇노릇하게 굽는다. 이렇게 하는 것이 번거롭다면 모든 재료를 섞어서 부쳐도 된다.

이나 현기증을 완화하는 데도 효과가 좋다.

눈의 신경을 보호하고 눈 건강을 유지하는 데 도움이 되는 루테인(lutein) 성분도 들어 있다. 루테인은 사람의 몸에서 유일하게 망막의 황반(망막 중심)에만 존재하는 성분으로, 상추, 시금치, 브로콜리, 케일 등의 녹색 채소에 많이 들어 있다. 황반의 간체와 추체를 손상시키는 활성 산소를 흡수하고, 간체와 추체를 손상시키는 강력한 푸른빛을 흡수하는 역할을 하기 때문에 루테인을 충분히 섭취하면 백내장이나 황반 변성증을 예방하고 개선할 수 있다. 활성 산소에 의해 수정체가 손상되어 야기되는 백내장 발병률을 감소시켜 주는 효과도 있다. 그래서 상추를 많이 먹으면 눈이 건강해진다. 하지만 많이 먹으면 졸음이 오고 나른해질 수 있으므로 주의해야 한다. 몸이 냉한 사람이 먹을 경우 배가 차가워지므로 역시 주의해야 한다.

생강

● 살균 작용 ● 식중독 예방 ● 보온 ● 감기 예방 ● 냄새 제거

독특한 맛과 향으로 입맛을 사로잡고 있는 생강은 우리 음식에 빠지지 않는 중요한 향신채다. 식용으로는 물론 의약용, 공업용으로 널리 이용되고 있는데, 여름에는 식욕 증진제와 식중독 방지제로, 겨울에는 몸을 따뜻하게 하고 감기를 예방하는 식품으로 인기가 많다. 한방에서는 뿌리줄기를 약으로 이용하는데, 유효 성분을 몸에 빨리 흡수시키고 다른 약재의 독한 성분을 완화해 주는 효과가 있어 감초와 더불어 가장 보편적인 약재로 쓰이고 있다. 하지만 자극적인 맛과 향 때문에 단일 식품으로 섭취하는 경우는 드물고 대부분 부재료로 쓰인다. 그치만 그 효능은 주연 못지 않아 고대 힌두교의 건강 관리 체계로 알려진 아유르베다(Ayurveda)에서는 생강을 '신이 내린 치료제'로 칭하고 있을 정도다.

생강의 매콤하면서도 쌉쌀한 맛을 내 주는 주성분은 진저론(zingeron)과 진저롤(zingerol), 쇼가올(shogaols)이라는 정유 성분에 의한 것이다. 이들 성분은 살균 효과가 뛰어나 장티푸스균이나 콜레라균, 장염비브리오균 등에 대해 강력한 효과를 발휘한다. 뿐만 아니라 소화 기관에서 소화 작용을 돕고 육류의 잡냄새를 제거하는 효과도 있어 육류나 생선 요리에 곁들이면 좋

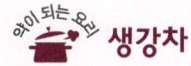

생강차

재료 생강 100g, 물 1L, 꿀 또는 설탕

1 모양이 고르고 속이 흰 생강을 준비하여 껍질을 벗긴 뒤 얇게 저민다. **2** 냄비에 물을 붓고 생강을 넣어 30분 정도 끓여서 체에 받친다. **3** 기호에 맞게 꿀이나 설탕을 첨가하여 따뜻하게 마신다.

다. 생선회에 생강을 함께 올리는 것도 이 때문이다. 최근에는 이들 정유 성분이 항암·항산화 효과가 뛰어나다는 연구 보고가 잇따르면서 항암 효과에 대한 기대도 높아지고 있다.

생강은 민간요법으로도 많이 이용된다. 식중독에는 생강즙 한 컵에 소금을 약간 타서 수시로 마시면 효과를 볼 수 있고, 귀에 벌레가 들어갔을 때 생강즙을 넣으면 벌레가 밖으로 나온다. 겨드랑이 냄새가 심한 사람은 생강 즙으로 자주 문질러 주면 좋다. 딸꾹질이 날 때는 생강 삶은 물에 설탕을 조금 넣어 마시면 멎는다. 코가 붓거나 막혔을 때는 마른 생강가루를 꿀에 섞어서 콧구멍에 바르면 된다. 구토가 날 때는 생강과 식초를 함께 끓여 마시면 효과를 볼 수 있다.

생강은 몸을 따듯하게 해 주는 효과가 있어 입술이 파랗거나 추위를 많이 타는 음(陰) 체질의 사람에게 좋다. 하지만 몸에 열이 많고 얼굴이 자주 달아오르거나 쉽게 흥분하는 양(陽) 체질의 사람은 섭취량을 조절할 것을 권한다.

송이버섯

● 혈액 순환 촉진　● 소화 촉진　● 생활습관병 예방　● 항암 작용

　송이버섯은 쫄깃쫄깃 씹히는 맛과 향, 그리고 부드러운 맛의 삼박자를 모두 갖춘 식품으로, 우리나라에서 나는 버섯 가운데 으뜸으로 여겨진다. 특히 송이의 향기는 다른 것에 비할 데가 없어서 그저 '송이 향'이라고 할 정도다.
　《동의보감》에서도 "성분이 고르고 맛이 달며, 독이 없고, 맛은 소나무 냄새를 포함하고 있어서 향기로우며, 산중에 오래된 소나무 밑에서 소나무의 기운에 의탁해서 생기는 것으로 버섯 가운데 으뜸이다."라고 하여 소나무의 우수성을 높이 평가해 놓았다.
　송이는 다른 버섯에 비해 수분 함량은 적은 반면 당질과 섬유소 함량은 많은 편이다. 특히 송이에 들어 있는 식이섬유는 콜레스테롤과 담즙산에 달라붙어 함께 배설되기 때문에 혈중 콜레스테롤 수치를 낮추고 혈액 순환을 원활하게 해 준다. 그래서 송이를 먹으면 동맥경화나 심장병, 당뇨병, 고지혈증 등의 생활습관병 예방에 효과를 볼 수 있다. 또 송이에는 비타민B_2와 니아신(niacin), 그리고 칼슘의 흡수를 도와 골격을 튼튼하게 해 주는 비타민D의 모체인 에르고스테롤(ergosterol)이 들어 있어서 버섯을 먹고 햇볕을 쬐면 몸속에 비타민D가 생성된다. 전분

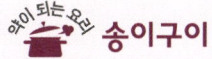

송이구이

재료 송이버섯 5개, 소금, 참기름

1 송이가 다치지 않도록 살살 다듬어 2mm 두께로 썬다. **2** 석쇠에 송이를 올려 타지 않을 정도로 굽는다. **3** 참기름에 소금을 섞어 기름장을 만들어 찍어 먹는다.

※ 마늘이나 생강처럼 냄새가 강한 양념은 송이 특유의 향을 없애므로 넣지 않는 것이 좋다.

과 단백질의 소화를 촉진하는 소화 효소도 들어 있어서 음식을 먹을 때 송이를 곁들이면 소화가 잘된다. 그래서 몸에 열이 많거나 비만인 사람, 다이어트를 하는 사람에게 매우 좋다.

최근에는 송이버섯에 암세포를 죽이는 단독 단백질이 들어 있다는 사실이 확인되었다. 식품에 들어 있는 다당류에 항암 성분이 들어 있다는 사실은 이미 알려져 있었지만 단독 단백질이 발견된 것은 송이버섯이 처음이다.

다른 버섯들이 죽은 나무에 기생하는 것과 달리 송이는 살아 있는 소나무에서만 기생한다. 소나무 중에서도 20~100년 정도 된 적송(赤松)이어야 한다. 이렇게 생육 조건이 까다롭다 보니 생산량도 당연히 적을 수밖에 없다. 그중에서도 9~10월에 생산된 가을 송이를 최고로 치는데, 값이 만만치 않아서 웬만해서는 쉽게 맛볼 수는 없다. 최근에는 자연산 송이에는 미치지 못하지만 버섯의 영양분이 가득 들어 있는 양송이버섯이 저렴한 가격에 나와 있어서 많이 이용되고 있다.

시금치

● 빈혈 예방 ● 항암 ● 노화 방지

　시금치는 전 세계적으로 가장 애용되고 있는 녹황색 채소다. 제철은 겨울이지만 하우스 재배로 거의 일 년 내내 식탁에 오른다. 하지만 추울 때 나오는 짙은 녹색의 시금치에 비타민과 미네랄이 더 풍부하고, 노지(露地)에서 자란 것이 더 맛있는 것은 사실이다. 겨울 시금치의 영양분은 봄이나 여름에 나온 담녹색의 2배에 이른다.

　시금치는 비타민B군을 비롯해 항산화 작용으로 암과 노화를 억제해 주는 비타민C · E · 베타카로틴, 그리고 식이섬유가 풍부해 폐암 · 유방암 · 식도암 · 위암 · 대장암 등의 암 예방에 효과가 좋다. 특히 카로틴 함량이 높아 약 70g이면 하루에 필요한 비타민A 필요량을 충족할 수 있다. 이는 데친 시금치 1인분에 들어 있는 양으로, 베타카로틴은 기름과 함께 먹을 때 흡수율이 더 높아진다. 그래서 시금치를 먹을 때는 참기름이나 들기름, 깨소금을 함께 넣으면 비타민A의 흡수율이 2~3배 정도 높아진다. 또 데친 시금치에 들어 있는 비타민C 함량은 토마토의 2.2배, 비타민E는 유채의 2배로, 각종 비타민도 풍부하고, 칼륨 · 마그네슘 · 아연 · 구리 등의 무기질도 많이 들어 있다.

　또한 시금치에는 세포 내 유전자가 손상되는 것을 막아 주는

시금치두부참깨무침

재료 시금치 2줌, 두부 1/4모, 통깨 1작은술, 참기름 1작은술, 국간장 1큰술, 맛술 1큰술, 마늘 1쪽, 소금

1 시금치는 누런 잎과 뿌리를 제거한 뒤 끓는 물에 살짝 데쳐서 찬물에 헹구어 물기를 꼭 짠다. **2** 두부는 끓는 물에 살짝 데쳐 행주에 싸서 물기를 꼭 짠다. **3** 볼에 두부를 먼저 넣고 국간장과 맛술, 마늘, 소금 넣은 뒤 시금치를 넣고 조물조물 무친다. **4** 통깨와 참기름을 넣고 다시 한번 무치면 완성.

클로로필(chlorophyll), 즉 엽록소와 암이 발생하는 것을 억제하는 페놀과 스테롤 등이 함유되어 있어 환자와 임산부, 유아에게도 좋다.

그러나 시금치에는 옥살산(oxalic acid), 즉 수산이 많이 들어 있어서 지속적으로 많이 섭취할 경우 결석(結石)을 초래할 수 있다는 것이 문제다. 수산은 체내에서 칼슘과 결합하여 신장 결석이나 방광 결석을 만드는 성분이다. 그러므로 이미 결석이 있는 사람은 섭취를 금하는 것이 좋고, 베이컨이나 햄 등의 육가공 식품과 함께 먹으면 발암 물질이 생성될 수 있으므로 역시 피하는 것이 좋다. 특히 수산은 칼슘의 흡수율을 낮추므로 시금치를 먹을 때는 참깨나 가다랑어포, 뱅어포처럼 칼슘이 풍부한 식품과 함께 먹는 것이 좋다.

쑥

● 식욕 증진   ● 월경 불순 개선   ● 가려움증 개선   ● 항암 작용

쑥은《단군신화》에 등장할 만큼 우리 민족이 오랫동안 애용해 온 약재다. 원자탄 투하로 잿더미가 된 히로시마에 가장 먼저 돋아난 식물도 바로 쑥이었다. 게다가 겨울에도 잎이 떨어지지 않을 만큼 강인한 생명력을 갖고 있는 식물이기도 하다.

줄기는 약용, 어린잎은 식용, 잎은 뜸용으로 쓰니 쑥만큼 식용과 약용으로 요긴한 식물도 드물 것이다. 무엇보다 모든 체질에 이로워서 음식과 가공식품으로는 물론 최근에는 목욕제와 방향제로도 인기가 높다.

《동의보감》에서는 쑥에 대해 "그 맛이 쓰면서 매워 신장, 간장 등에서 기혈을 순환시키며, 하복부가 찾고 습한 것을 몰아내는 효능을 지니고 있다."고 했다. 쑥을 그늘에 말려 다시 한번 건조시켜 달인 물은 변비와 건위(健胃), 자궁 출혈, 치질로 인한 출혈, 감기, 기침, 가래 해소 등에 처방된다.

쑥에는 무기질과 비타민의 함량이 많은 것이 특징이다. 특히 생쑥은 카로틴과 철분 함유량이 유채보다 많고, 철분 함량도 채소치고는 높은 편에 속한다. 비타민A · B_1 · B_2, 칼슘 · 아연 · 구리도 매우 풍부하며, 칼슘 함량도 우유보다 많다. 비타민B_2와 칼슘은 피부의 저항력을 높이고, 여드름이나 부스럼, 습진 등을

약이 되는 요리 쑥버무리

재료 쑥 100g, 멥쌀가루 5컵, 꿀 1/2컵, 설탕 1큰술, 소금 1/2작은술

1 쑥은 누런 잎을 떼어내고 뿌리를 잘라 깨끗이 씻어서 채반에 밭쳐 물기를 뺀다. **2** 멥쌀가루는 꿀을 넣고 버무려 체에 한번 거른다. **3** 쑥에 소금과 설탕을 넣고 골고루 섞는다. **4** 멥쌀가루에 쑥을 넣고 골고루 섞는다. **5** 찜기에 젖은 면보를 깐 뒤 떡가루를 고루 펴서 담고 김이 모락모락 오를 때까지 찐다.

막아 준다. 쑥 특유의 향은 치네올(cineol)이라는 성분에 의한 것으로 식욕과 소화를 증진시키고 위벽을 보호하는 효과가 있어 쑥을 먹으면 식욕도 좋아지고 소화도 잘된다.

쑥은 모든 체질에 이롭지만 여성에게 특히 좋다. 성질이 따뜻하여 자궁 기능을 강화해 주므로 생리가 불순하거나 생리통이 있을 때 달여 먹으면 효과를 볼 수 있다. 또 세균이 번식하는 것을 막아 주기 때문에 쑥 달인 물로 손을 씻으면 습진이나 세균성 이질, 가려운 증상이 가라앉는다. 장을 튼튼하게 해 주므로 복통이나 설사, 변비가 있을 때 먹어도 효과적이다. 말린 쑥 20g에 물 600ml를 넣고 물이 절반으로 줄어들 때까지 진하게 달여 마시면 된다. 호르몬 균형이 무너지면서 생기는 갱년기 증상에도 효과적인데, 말린 쑥 5g에 말린 질경이 10g, 물 450ml를 넣고 달여서 하루 3회 식전에 따뜻하게 마시면 갱년기 증상을 완화할 수 있다.

쑥갓

● 건위 ● 생활습관병 예방 ● 암 예방

쑥갓의 원산지는 유럽 남부의 지중해 연안이다. 그러나 유럽에서는 관상용으로만 이용하고, 식용하는 것은 동양뿐이다. 우리나라는 예부터 쑥갓을 위를 따뜻하게 하고 장을 튼튼하게 하는 채소로 이용해 왔다. 칼로리가 매우 낮은 데다 소화가 잘되는 알칼리성 식품이기 때문에 한방에서도 쑥을 소화기나 신경계 질환에 처방한다. 생즙을 내어 매일 아침 공복에 한 잔씩 마시면 중풍을 예방할 수 있다. 단, 심장병이 있는 사람은 많이 먹지 않는 것이 좋다.

쑥갓에 들어 있는 카로틴 함유량은 유채와 거의 맞먹는다. 보통 채소에 함유되어 있는 카로틴은 대부분 항암 효과가 높은 베타카로틴으로, 야맹증 치료에도 효과가 있다고 알려져 있는 성분이다. 카로틴은 열에 강한 지용성이기 때문에 데친 채소를 깨소금이나 호두 등의 종실유를 넣고 무쳐 먹어야 흡수가 잘된다.

녹색 채소에는 혈중 콜레스테롤을 감소시키는 작용을 하는 엽록소가 풍부한데, 쑥갓의 경우 가열하더라도 엽록소가 70% 이상 남아 있어 시금치보다 우수하다. 또 인에 비해 칼슘 비율이 높고, 비타민B · C 함량도 풍부한 편이다. 하지만 옥살산(수산)이 들어 있어서 칼슘 흡수율을 떨어트리므로 쑥갓을 먹을 때

> **약이 되는 요리 쑥갓들깨무침**
>
> 재료 쑥갓 200g, 들깨 가루 3큰술, 마늘 1쪽, 깨소금 1작은술, 참기름 1작은술
>
> **1** 쑥갓은 깨끗이 손질하여 끓는 물에 소금을 넣고 살짝 데쳐 찬물에 헹구어 물기를 짠다. **2** 쑥갓을 먹기 좋은 크기로 썬다. **3** 볼에 쑥갓을 넣은 뒤 들깨 가루, 다진 마늘, 깨소금, 참기름을 넣고 조물조물 무친다.

는 시금치와 마찬가지로 참깨나 가다랑어포, 뱅어포처럼 칼슘이 많이 들어 있는 식품과 함께 먹을 것을 권한다. 또 다른 녹황색 채소에 비해 무기질과 섬유질도 풍부한 편인데, 이중 칼슘은 신경을 안정시키고 칼륨은 나트륨을 몸 밖으로 배출해 주는 효과가 있어 고혈압 등의 생활습관병을 예방한다. 쑥갓 특유의 향은 자율 신경에 작용하여 위장 활동을 원활하게 하고 기침과 변비에 효능을 발휘한다. 하지만 이 냄새에 거부감이 드는 사람이나 쑥갓 향을 싫어하는 어린이를 위해서는 튀김으로 만들어 먹이는 것이 맛도 높이고 영양가의 손실도 최소화할 수 있는 방법이다. 쑥갓은 특히 조개와 궁합이 잘 맞으므로 조개탕을 끓일 때 넣으면 색감도 살아나고 영양 효과도 볼 수 있다.

 쑥갓은 목욕제로도 효과가 좋다. 잎을 그늘에 말려 목욕물에 넣고 목욕을 하면 어깨 결림과 신경통이 완화된다. 종기가 났을 때는 쑥갓을 빻아서 종기 위에 올리면 좋고, 타박상이나 가벼운 동상에는 쑥갓을 우려낸 물로 찜질하면 효과를 볼 수 있다.

씀바귀

● 스트레스 해소　● 요도 장애 개선　● 암 예방

　봄 하면 떠오르는 나물이 몇 가지 있는데, 그중에서도 씀바귀는 어른이 계신 가정에서는 빠지지 않고 밥상에 오르는 봄나물이다. 옛 어른들은 이른 봄에 씀바귀 나물을 먹으면 그해 여름에 더위를 타지 않는다고 생각했다. 이는 씀바귀가 그만큼 위장을 튼튼하게 하고 소화 기능을 도와 몸을 보양하는 데 큰 도움을 주기 때문이다.

　씀바귀는 겨울에도 얼어 죽지 않을 만큼 추위를 견디는 힘이 강하다고 하여 월동엽(越冬葉), 이름 그대로 쓴 맛이 난다 하여 고채(苦茱)라고도 부른다. 특히 이른 봄에 캐어 양념해 먹거나 김치로 만들어 먹으면 겨울 내내 품어 놓은 대지의 기운을 그대로 느낄 수 있다. 여름에는 성장이 빨라 꽃이 피기 때문에 맛이 좋지 않고, 이른 봄과 가을에 채취한 것이 제맛이 난다.

　씀바귀의 쓴맛은 몸속의 화를 삭히고 위열(胃熱)을 내려 주어 위장을 튼튼하게 하는 효과가 있다. 얼굴이나 피부에 난 염증과 종기를 없애 주고 머리가 아프거나 눈이 출혈되는 증상에 먹어도 좋다.

　특히 씀바귀에는 항산화 성분인 베타카로틴과 비타민B_1, 그리고 철분이 매우 풍부한데, 최근에는 골수암 세포를 억제하는 효

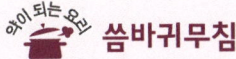 **씀바귀무침**

재료 씀바귀 400g, 굵은 소금 2큰술, 고추장·식초 각 2큰술, 고춧가루·설탕 각 2/3큰술, 통깨 1작은술

1 씀바귀를 흐르는 물에 깨끗이 씻어서 끓는 소금물에 넣고 10초간 살짝 데쳐서 재빨리 꺼내 찬물에 헹구어(2~3회) 하루 정도 물에 담가 놓는다. 이렇게 해야 쓴맛과 아린 맛이 제거된다. **2** 우려낸 씀바귀를 꺼내 물기를 꼭 짠 뒤 적당한 길이로 자른다. **3** 볼에 고추장, 설탕, 식초, 파, 마늘을 섞어 새콤달콤하게 양념장을 만든다. **4** 양념장에 썰어 놓은 씀바귀를 넣고 양념이 골고루 배도록 조물무친 뒤 통깨를 뿌린다.

과와 콜레스테롤을 저하시키는 효과가 있다는 사실도 밝혀져 그 가치가 더욱 높아졌다. 게다가 성질이 차가워 오장의 나쁜 기운과 열기를 몰아내고 심신을 안정시키며 잠을 쫓아 주는 효과가 있어서 오랜 시간 앉아 공부해야 하는 수험생이나 스트레스를 많이 받는 사람이 먹으면 좋다. 젖몸살이 나거나 기침이 나올 때, 소변 색이 붉고 요도가 거북한 증상에 먹어도 좋다. 약으로 사용할 때는 5~10g씩 달여 마시면 되고, 반찬으로 먹을 때는 씀바귀 뿌리를 우려낸 다음 나물로 무쳐 먹으면 된다.

씀바귀의 쓴맛은 인생의 쓴맛 오래 전 중국에는 갓 태어난 아기에게 젖을 먹이기 전에 먼저 먹이는 5가지 맛이 있었다고 한다. 식초로 신맛을, 소금으로 짠맛을, 씀바귀의 흰 즙으로 쓴맛을, 가시로 혀를 찔러 아픔을, 그리고 마지막으로 사탕의 단맛이 그것인데, 이를 통해 인생의 다양한 맛을 알려 주기 위해서였다고 한다.

아욱

● 기력 회복 ● 변비 개선 ● 요도 질환 개선

'가을 아욱국은 대문을 잠그고 먹는다.', '아욱 밭은 딸에게도 가르쳐 주지 않는다.' 이 말은 아욱이 그만큼 맛있다는 뜻이다. 계절이 바뀌거나 기력이 떨어져 입맛이 없을 때 구수한 아욱된장국을 끓여먹으면 사라졌던 입맛이 살아나고 기운을 차리게 된다 하여 예전에는 아욱을 많이 먹었다.

아욱 100g의 영양분은 단백질 4.8g, 당질 1.5g, 섬유소 0.8g, 무기질 0.4g, 칼슘 67mg, 인 18mg, 칼륨 300mg, 비타민A 5,500I.U, 비타민B_1 0.15mg, 비타민B_2 0.3mg, 비타민C 30mg으로, 채소치고는 영양가가 상당히 뛰어난 편이다. 특히 채소 중 영양가가 높다고 알려진 시금치보다 단백질은 2배, 지방은 3배 정도 더 많이 들어 있으며, 어린이의 성장과 발육에 반드시 필요한 칼슘도 시금치보다 2배나 많이 들어 있다.

아욱은 성질이 차고 미끄러워 배변 기능을 원활하게 한다. 그래서 요도 질환이나 변비 증상이 있을 때 먹으면 좋다. 아욱 씨를 동규자(冬葵子)라고 부르는데, 동규자차도 변비에 효능이 있다. 따라서 아욱이 제철일 때는 아욱을 먹고, 그렇지 않을 때는 동규자차를 이용하면 된다. 단, 소화가 잘 안 되거나 장 상태가 좋지 않아 설사를 자주 하는 사람, 임산부는 섭취를 금한다. 나

약이 되는 요리 아욱새우된장국

재료 아욱 300g, 마른 새우 30g, 쌀뜨물 3컵, 된장 3큰술, 마늘 1쪽, 대파 1/2뿌리, 참기름 1작은술

1 아욱은 줄기를 꺾어 껍질을 벗겨 버린 뒤 물에 박박 주물러 씻어서 풋내를 제거한다. **2** 마른 새우는 손질하여 물에 불린 뒤 물을 빼고 참기름에 볶아 물과 쌀뜨물을 넣고 끓인다. **3** 된장을 체에 걸러 국물에 섞어 함께 끓이다가 아욱을 넣고 한소끔 끓인다. **4** 어슷썰기한 대파와 다진 마늘을 넣고 다시 한번 살짝 끓이면 완성.

물로 무쳐 먹거나 된장국으로 끓여 먹어도 좋고, 즙을 내어 생강즙과 3 : 1 비율로 섞어 하루에 여러 번 나눠 마셔도 좋다.

하지만 아욱을 비롯한 일반 채소의 가장 큰 단점은 단백질과 필수 아미노산이 부족하다는 것이다. 특히 필수 아미노산 중 메티오닌과 라이신 함량이 적은데, 아욱의 영양 성분 중 부족한 성분을 가지고 있는 대표적인 식품이 새우다. 새우는 메티오닌과 라이신(lysin)을 비롯해 8종의 필수 아미노산을 모두 가지고 있을 뿐만 아니라 독특한 단맛을 내 주는 글리신(glycine)이라는 아미노산과 강장 작용을 하고 콜레스테롤 감소 작용을 하는 베타인(betaine) 성분까지 들어 있다. 그런 면에서 토장에 보리새우를 넣고 끓인 아욱국은 맛과 영양이 균형 잡힌 매우 좋은 음식이다.

양파

● 피로 회복 ● 근육통 개선 ● 알레르기 개선 ● 생활습관병 예방

양파는 마늘과 함께 기원전 3000년 경 고대 이집트 분묘의 변화에 피라미드를 쌓는 노동자들에게 먹였다는 기록이 남아 있을 만큼 역사가 오래된 채소로, 각종 요리에 빠지지 않고 이용되는 인기 채소다.

항암 성분이 함유된 대표적인 식품으로, 각종 연구 및 실험 결과 암세포의 효소 작용을 억제하고 수명을 연장시켜 준다는 사실이 밝혀지면서 가치를 인정받고 있다. 이는 양파에 들어 있는 폴리페놀 성분인 퀘르세틴(quercetin)과 미리시틴(myricetin)에 의한 것으로, 두 성분 모두 발암 관련 단백질과 직접 결합하여 활성을 억제하는 작용을 함으로써 암을 예방한다. 게다가 퀘르세틴은 혈액 속의 불필요한 지방과 콜레스테롤을 녹여 동맥경화와 고지혈증을 억제하는 효과도 있어 생활습관병 예방에도 도움이 된다. 그 밖에도 여름철 무더위에 양파를 많이 먹으면 더위에 지쳐 식욕이 떨어지고 소화가 안 되며 헛배가 부르고 설사가 나는 증상에 효과를 볼 수 있으며, 과도한 냉방으로 인한 후유증과 몸이 나른하고 다리가 무거운 만성 피로를 해소하는 데도 효과가 좋다.

민간요법의 재료로도 많이 이용되는데, 잘게 썰어서 머리맡

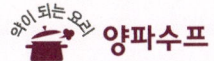 **양파수프**

재료 양파(중) 1개, 버터, 마늘 1쪽, 식빵 1장, 소금·후추 약간, 치즈 가루 30g, 물 1.5컵, 파슬리

1 양파는 껍질을 벗겨 물에 씻어 잘게 썬 뒤 버터를 두른 팬에 넣고 갈색을 띨 때까지 볶는다. **2** 마늘을 반으로 잘라 식빵에 문질러 향이 배게 한 뒤 팬에 넣어 끓이고, 식빵도 굽는다. **3** 양파를 볶은 냄비에 물을 넣고 소금과 후추로 간을 맞춘 뒤 한소끔 끓여 그릇에 담는다. **4** 구워 놓은 식빵을 잘게 찢어 수프에 얹고 치즈 가루를 뿌려 전자레인지에 1분 30초간 돌린다. **5** 완성된 수프에 파슬리 가루를 뿌린다.

※ 물을 넣을 때 치킨스톡을 함께 넣으면 더욱 풍부하고 진한 맛의 수프를 즐길 수 있다.

에 두고 자면 불면증이 없어지고, 갈아서 뺨에 붙이면 치통이 진정되며, 볶아 먹으면 복통과 설사에 효과를 발휘하고, 등산이나 근육 운동을 할 때 양파를 먹으면 쉽게 피로해지는 것을 막을 수 있다.

양파 껍질, 버리지 말자! 양파 껍질에는 활성 산소를 억제하는 항산화 물질인 프로토카테큐산(protocatechuic acid)이 다량 함유되어 있다. 녹차의 카테킨보다 효력이 2배나 크며, 오래 끓일수록 효과가 증가한다. 양파 껍질차를 끓일 때는 물 2.5L에 깨끗이 씻어 말린 양파 껍질 50g을 넣고 센불로 끓이다가 중불로 줄이면 된다. 3분 정도 끓여 연한 오렌지색 물이 우러나면 불에서 내려 차를 마시듯 식후에 수시로 마시면 항산화 효과를 볼 수 있다.

연근

- 위장병 예방 ● 지혈 ● 피부 탄력 ● 변비 예방

연(蓮)은 불교에서 극락을 상징하는 것으로, 장수와 건강, 명예, 행운, 군자 등과 관련이 깊다. 중국에서는 연을 불로식(不老食)으로 귀하게 여겨 오래 전부터 잎과 꽃은 물론이고 열매와 뿌리에 이르기까지 모든 것을 약재나 식품으로 이용해 왔다. 일본에서는 '구멍을 통해 앞이 훤히 보인다'는 이유에서 축하할 만한 일이 있는 날 별식으로 먹기도 한다. 그중에서도 연근이라고 하는 뿌리가 가장 많이 이용되는데, 구멍이 많아서 잘라 놓으면 모양이 예뻐 정과나 조림 등으로 많이 이용된다.

연근의 가장 큰 매력은 살캉살캉 씹히는 식감에 있다. 주성분은 당질로, 이 가운데 대부분이 녹말이다. 아스파라긴산(asparagine acid), 알기닌(alginin), 티록신(thyroxine) 등의 아미노산도 풍부하며, 레시틴(lecithin)과 펙틴 함량도 높은 편이다. 이중 아스파라긴산은 숙취를 해소하고 담배의 니코틴을 해독해 주며, 식이 섬유인 펙틴은 장의 연동 운동을 도와 배변 활동을 원활하게 한다. 일반 식물에는 거의 들어 있지 않은 비타민B_{12}가 들어 있어 피로와 숙취를 풀어 주고 신경을 안정시켜 주는 효과도 있다.

연근을 자를 때 나오는 실처럼 끈적거리는 성질은 단백질과 당분이 결합한 무틴(mutin) 성분에 의한 것으로, 탄수화물의 소

약이 되는 요리 · 연근조림

재료 연근 200g, 다시마물 1/2컵, 간장 2큰술, 식용유 1큰술, 올리고당 1/2큰술, 맛술 1큰술, 물엿 1큰술, 참기름 약간

1 필러를 이용해 연근 껍질을 벗겨 깨끗이 씻은 뒤 5mm 두께로 썬다. **2** 냄비에 식초 1~2방울을 넣고 5~10분간 연근을 삶아 체에 건져 놓는다. **3** 냄비에 연근을 넣은 뒤 다시마물과 간장, 식용유, 올리고당, 맛술을 넣고 익힌다. **4** 연근이 어느 정도 익으면 물엿을 넣고 은근한 불에서 양념장을 끼얹어 가며 조린다. **5** 연근에서 윤기가 나면 참기름을 넣고 다시 한번 버무려 마무리한다.

화 흡수 속도를 늦추어 열량이 축적되는 것을 막아 주기 때문에 연근을 먹으면 다이어트 효과를 볼 수 있다. 미네랄 성분으로는 칼륨과 구리가 많이 들어 있으며, 철분 함량도 시금보다 10% 정도 많은 편이다. 조혈(造血) 비타민인 비타민B군도 함유되어 있어서 빈혈 증상이 있는 사람이 먹거나 산후 증혈(增血)을 원할 때 먹으면 효과적이다. 하지만 연근은 잘라 두면 단면이 검게 변하는 것이 흠이다. 이는 탄닌(tannin)과 철분 성분에 의한 것으로, 탄닌은 수렴 및 지혈 효과가 있어서 치질이나 궤양, 코피, 부인과 질환 등을 억제하는 효과가 탁월하다. 이런 작용 덕분에 한방에서는 연근을 토혈이나 코피, 각혈, 하혈, 혈뇨 등의 증상에 처방한다. 단, 몸에 열이 나거나 설사가 잦은 사람이 과잉 섭취할 경우 오히려 해로울 수 있으므로 주의해야 한다.

영지버섯

● 자양강장 ● 항암 작용 ● 다이어트

영지버섯은 《신농본초경》이나 《본초강목》 등에도 기록되어 있는 귀한 식품으로 인삼과 더불어 상약(上藥)으로 다루어지고 있다. 상약이란 일반 생약과 달리 부작용이 없고 매일 복용해도 몸에 이상이 없으며 체질을 개선해 주는 약을 말한다.

영지는 활엽수, 그중에서도 참나무 밑둥에서 뿌리 부분을 썩히며 자라며, 주로 땅속의 죽은 나무에 들어 있는 영양분을 흡수하면서 성장한다. 그렇기 때문에 예부터 자연산이 극히 적어 불로장수약 또는 신선의 약초(선초) 등으로 귀하게 취급 받아 왔다. 다행히 최근에는 인공 배양에 성공하여 그 쓰임이 더욱 다양해질 전망이다.

영지버섯은 다른 버섯과 달리 재료 그 자체를 먹거나 요리에 이용하는 것이 아니라 물에 끓인 추출액을 마신다는 점이 특이하다. 그 맛이 매우 쓴데, 이는 유효 성분인 가노데르산(ganoder acid) 성분에 의한 것이다. 몸에 좋은 약은 입에 쓰다는 말이 있는데, 영지차보다 그 말을 더 실감하게 해 주는 약도 드물 것이다.

그런데 영지는 어떤 특정 질환에 처방하기보다는 허약한 체질을 전체적으로 튼튼하게 하기 위해 이용하는 경우가 많다. 그

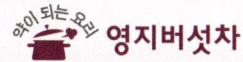
영지버섯차

재료 영지버섯 30g, 물, 꿀 또는 설탕

1 영지버섯 30g 짜리를 2~3cm 크기로 잘게 자른다. **2** 내열 냄비에 물과 영지를 넣고 함께 끓인다. **3** 끓기 시작하면 불을 줄여 불이 반으로 줄어들 때까지 더 끓인다. **4** 한번 달여 낸 물을 용기에 옮겨 담은 뒤 다시 물을 부어 달이는 과정을 여러 번 반복한다. **5** 유리병에 넣어 두고 먹을 때마다 따뜻하게 데워서 하루 3~5회, 1잔씩 마신다. 기호에 따라 설탕이나 꿀을 첨가해 먹어도 좋다.

※ 대추를 함께 넣고 끓이면 영지버섯의 쓴맛이 어느 정도 중화된다.

래서 위산 저하증인 사람, 위산 과다증인 사람, 혈압이 높은 사람, 혈압이 낮은 사람 모두에게 효과적이다. 특히 자양강장, 해독, 수렴, 혈중 지질 저하 등의 효과가 좋다.

영지는 항암 효과를 지닌 식품으로도 주목받고 있다. 특히 영지 추출액은 혈액암인 백혈병에 효과가 있고, 간암에도 효과를 나타낸다. 면역력을 촉진하여 항암 작용을 하는 다당체인 베타클루칸(betaglucans)도 들어 있다. 베타글루칸은 암세포를 직접 공격하는 아니라 면역력을 높이는 과정을 통해 암세포가 증시하는 것을 억제한다. 게다가 몸에 부작용이 전혀 없기 때문에 안심하고 이용할 수 있다. 베타클루칸은 지방이 축적되는 것을 억제하는 효과도 뛰어나 최근에는 다이어트 물질로도 각광받고 있다.

오이

● 이뇨 작용 ● 방광염 개선 ● 혈압 강하 ● 해열 ● 식욕 증진

오이는 고대 이집트에서 이미 재배하여 대중화된 식품으로, 수분 공급, 아삭하게 씹히는 질감, 독특한 향으로 인기가 높다. 《동의보감》에서는 오이에 대해 '이뇨 효과가 있고 장과 위를 이롭게 하며, 부종이 있을 때 오이 덩굴을 달여 먹으면 잘 낫는다.'고 했다.

이 말처럼 오이의 대부분은 수분으로, 영양적 가치는 별로 기대할 수 없지만 특유의 식감과 색채로 식욕을 증진시켜 준다. 특히 목이 마르거나 아플 때 먹으면 효과적이다.

오이는 수분이 많은 만큼 이뇨 작용을 촉진하기 때문에 방광염이나 신장 질환을 개선하는 데 효과적이다. 또한 칼륨 함량이 높아 불필요한 나트륨을 배출해 주어 고혈압에 효과를 발휘하고, 혈액 순환을 좋게 하며, 몸을 개운하고 맑게 하는 효과가 있다. 몸속의 열을 식히는 작용도 있어 더위로 인해 뜨거워진 몸을 안정시켜 준다. 그래서 기초 체온이 높거나 혈압이 높은 사람이 먹으면 좋다.

하지만 오이에는 비타민과 미네랄이 생각보다 적게 들어 있어서 오이만으로는 비타민을 충분히 섭취할 수 없다. 더욱이 오이에는 비타민C를 파괴하는 아스코르비나제라는 효소가 들어

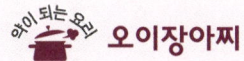

오이장아찌

재료 오이 10개, 소금 1/2컵, 물 1L 달임장 간장·물엿 각 2컵, 식초·설탕 각 1컵, 소주 3큰술, 마른 고추 3개, 멸치 50g, 다시마 5cm, 생강 1톨 양념 다진 파·마늘, 설탕, 깨소금, 참기름

1 재래종 오이를 준비하여 소금으로 문질러 씻어 물기를 제거한 뒤 용기에 차곡차곡 담는다 **2** 냄비에 달임장 재료를 넣고 팔팔 끓여 뜨거울 때 오이에 붓는다. **3** 5일 뒤에 장물만 따라 다시 한번 끓여 용기에 붓는다. 이 과정을 2~3회 정도 반복한다. **4** 오이를 얇게 썰어서 양념에 넣고 무친다.

있어서 날것으로 다른 채소와 함께 먹을 경우 비타민C의 분해가 촉진되므로 가능하면 단독으로 섭취하거나 식초를 첨가해 먹는 것이 좋다.

 오이는 생으로 먹는 것은 기본이고, 냉국, 무침, 장아찌 등 그 쓰임이 매우 다양하다. 특히 장아찌로 담가 먹으면 생오이에 비해 비타민B_1은 5배, 니아신은 4.5배나 증가한다. 오이가 많이 나오는 제철에 담가 두고 입맛이 없을 때 꺼내 먹으면 떨어진 입맛이 확 살아나고 영양 효과도 볼 수 있을 것이다.

소주와 오이는 찰떡 궁합 소주에 오이를 썰어 넣으면 오이가 소주의 자극적인 알코올 냄새를 흡수하여 냄새가 사라지고 맛이 순해진다. 술을 많이 마시면 몸속의 칼륨이 배출되는데 오이를 술에 썰어 넣으면 자연스럽게 오이에 풍부한 칼륨을 공급할 수 있다. 염분과 노폐물을 원활하게 배출해 주어 숙취 해소에도 좋다.

우엉

● 생활습관병 예방　● 정력 증강　● 변비 개선

　우엉은 우리나라와 일본에서는 많이 이용하지만 유럽이나 중국에서는 재배한 것을 이용하지 않고 야생의 것을 일부 이용하는 정도다. 주성분은 탄수화물이며, 열량은 감자와 비슷하여 채소치고는 높은 편이다. 뿌리에는 45%의 이눌린(inulin)과 소량의 팔미틴산(palmitic acid)이 들어 있으며, 칼륨과 마그네슘, 아연, 구리 등도 풍부한 편이다.

　우엉은 예부터 민간약으로 널리 쓰여 왔는데, 특히 피부 질환이나 종기 치료제로 효과를 인정받고 있다. 정력을 증진시켜 주는 효과가 뛰어나므로 볶음이나 조림, 샐러드 등으로 이용하면 우엉의 독특한 향과 씹는 맛을 즐길 수 있다. 그중에서도 우엉의 영양적 가치는 다당류인 이눌린, 셀룰로오스(cellulose), 헤미셀룰로오스(hemicellulose) 같은 식이섬유에서 찾을 수 있다. 식이섬유는 정제한 곡물이나 가공한 식품, 동물성 지방을 많이 섭취하는 식생활로 인한 생활습관병을 예방하고 변비를 개선하는 효과가 커서 심근경색이나 당뇨병, 대장암 등을 예방해 주는데, 우엉은 근채류 가운데 식이섬유 함량이 가장 높다.

　한방에서는 우엉 씨앗 말린 것을 우방자(牛蒡子)라 하여 약으로 쓴다. 우방자는 해독·해열·강장 작용을 하며, 종기가 곪아

> ### 우엉채볶음
>
> **재료** 우엉 1개, 간장 1큰술, 물엿 1큰술, 마늘 1작은술, 설탕 1작은술, 깨소금 1작은술, 참기름 2작은술, 후춧가루
>
> **1** 우엉은 껍질을 벗겨 물속에 넣는다. 이렇게 해야 색깔이 변하지 않는다. **2** 우엉을 5cm 길이로 얇게 채 썰어 식초 물에 살짝 삶는다. **3** 데친 우엉을 찬물에 씻어 건진 뒤 면보에 싸서 물기를 제거한다. **4** 참기름을 제외한 모든 양념장 재료를 볼에 넣고 골고루 섞은 뒤 우엉을 넣고 무친다. **5** 참기름을 넣고 다시 한번 살짝 버무린다.

서 고름이 생긴 화농성 질환이나 피부병을 개선해 주는 효과가 있다. 이뇨 효과도 좋아 부기를 제거하는 데도 이용되고, 인후통과 독충으로 인한 해독제로도 효과가 좋다. 미국과 유럽에서는 이뇨제나 건선 등의 피부병 치료에 이용하고 있다. 하지만 몸을 냉하게 하므로 설사 증상이 있는 사람은 섭취를 피하는 것이 좋다.

또 우엉은 연근과 마찬가지로 타닌계의 폴리페놀 화합물이 함유되어 있어서 공기에 노출되면 갈색으로 변하는데, 식초물에 담가두면 색이 변하는 것을 막을 수 있고 떫은맛도 제거된다. 손에 우엉 물이 들어 지워지지 않을 때도 식초로 닦으면 깨끗하게 사라진다.

질경이

● 만성 간염 개선　● 요산 배설 촉진　● 이뇨 작용　● 시력 강화

　질경이는 우리나라의 들에 많이 자라는, 아무리 밟혀도 살아나는 끈질긴 들풀이다. 마차나 사람이 많이 다니는 단단한 땅에 자란다고 해서 '차전초(車前草)'라고 불리기도 한다. 언뜻 보기에는 거칠어서 별로 쓸모가 없어 보이지만 인삼이나 녹용 못지않은 효능이 있어서 만성 간염이나 고혈압, 부종, 기침, 변비, 신장염 등 온갖 질병에 만병통치약처럼 두루 쓰이고 있다. 무기질과 단백질, 비타민, 당분 등이 풍부하여 데쳐서 바로 먹어도 좋고, 삶아서 말려 두었다가 묵나물로 먹어도 맛있다. 튀김으로도 먹을 수 있고, 잎을 날로 쌈을 싸 먹을 수도 있으며, 김치를 담그면 독특한 맛을 즐길 수 있다.

　질경이에는 플라보노이드·탄닌·플란타긴(plantagin)이라는 배당체가 들어 있다. 이 중 플란타긴은 호흡 중추 신경에 작용하여 호흡기의 운동 속도를 조절해 주어 기침에 효과를 발휘한다. 뿐만 아니라 체내 분비 신경(창자의 근육이나 자궁 근육 등을 움직이는 신경)을 자극하고 흥분시켜 기관지의 점액과 소화액의 분비를 촉진하거나 증가시키는 효과도 있다. 유해 물질인 요산의 배설을 촉진하고 이뇨 작용을 촉진하는 기능도 한다.

　질경이 씨를 차전자(車前子)라고 하는데, 예부터 한방에서는

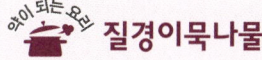

질경이묵나물

재료 질경이 묵나물 300g, 조선간장 1/2큰술, 마늘 1/3큰술, 들기름 2큰술, 물 2큰술

1 질경이를 팔팔 끓는 물에 데쳐 헹군 다음 물기를 꼭 짠다. **2** 조선간장과 마늘을 넣고 조물조물 무친다. **3** 무쳐 놓은 질경이를 달구어진 팬에 넣고 들기름을 부어 간이 골고루 배도록 볶는다. **4** 물 2큰술을 넣고 뚜껑을 닫은 채 1분 정도 뜸을 들이면 완성.

차전자를 신장염이나 방광염, 요도염 등에 치료제로 처방해 왔다. 만병통치약으로 불릴 만큼 활용 범위가 넓고 약효가 뛰어나서 기침을 비롯해 눈 질환, 임질, 심장병, 태독(胎毒), 난산, 출혈 등에도 처방한다. 그중에서도 특히 이뇨와 해독 작용이 뛰어나 소변이 잘 나오지 않거나 변비, 천식, 백일해 등을 치료하는데 효과적이다. 질경이 씨를 물에 불리면 나오는 끈끈한 점액 성분이 이것이다. 최근에는 질경이의 씨인 차전자 껍질이 미국 FDA에서 기능성을 인정받아 기능성 식이섬유 보충제의 원료로 사용되고 있다. 변비와 비만, 대장암의 예방과 특히 효과가 좋다. 특히 간 기능을 활발하게 해 주어 황달에 효과적이며, 최근에는 암 세포의 진행을 80%나 억제해 준다는 연구 결과도 보고되었다.

토란

● 피로 회복 ● 지구력 증대 ● 변비 예방 및 개선 ● 다이어트

'흙속의 알'이라 하여 토란(土卵)이라 하고, 연잎처럼 잎이 퍼졌다 하여 토련(土蓮)이라고도 하는 토란은 추석을 전후하여 나오는 뿌리채소다. 탕, 산적, 찜, 조림, 구이, 장아찌, 엿 등의 재료로 이용될 만큼 쓰임새가 매우 다양하다. 주성분은 수분이 60~85% 정도로 가장 많고, 그 다음이 전분으로 13~20% 정도를 차지한다.

토란 특유의 점액질은 무틴(mutin)이라는 성분으로 해독 작용을 하고 간 기능을 높여 주며 궤양을 방지하는 효과가 있다. 따라서 토란을 조리할 때는 쌀뜨물에 씻거나 소금물에 한번 삶아서 이용하는 것이 좋다. 또한 칼륨이 풍부하여 피로를 풀어 주고 고혈압을 예방하는 데 효과적이다. 또한 토란에는 탄수화물 대사에 필요한 비타민B_1과 지방 대사에 필요한 비타민B_2가 풍부해서 다이어트를 하는 여성들도 부담 없이 즐길 수 있다. 게다가 토란의 녹말은 입자가 작아서 가루로 만들어 섭취하면 소화가 잘되고, 변비의 예방과 치료에도 효과를 볼 수 있다.

추석에는 햇음식을 먹는 관습에 따라 햇토란을 수확하여 탕을 끓여 먹는데, 여기에도 우리 조상들의 지혜가 담겨 있다. 특히 토란은 알칼리성 식품이기 때문에 기름지고 열량이 높은 음

몸이 되는 요리 토란다시마탕

재료 토란 200g, 소금 1/2큰술 육수 양지 150g, 대파 파란 부분 2대, 마늘 3쪽, 다시마 5g, 물 6컵

1 토란은 껍질을 벗겨 깨끗하게 씻어 쌀뜨물에 1시간 정도 담가둔다. **2** 토란을 건져 냄비에 소금을 넣고 끓이다가 한번 끓어오르면 약한 불에서 20분간 더 끓인다. **3** 쇠고기는 30분 정도 찬물에 담가 핏물을 뺀 뒤 다시마와 물을 넣고 30분간 불려 파와 마늘을 넣고 끓인다. 우려낸 국물은 거름망에 한번 거른다. **4** 다시마를 건져 한번 씻어 낸 뒤 마름모꼴로 썰고, 고기는 얇게 썰고, 파는 어슷하게 썰어 놓는다. **5** 육수에 토란, 다시마, 고기를 넣고 끓인다. 한번 끓어오르면 불을 줄여 20분간 더 끓인다. **6** 다진 마늘, 국간장, 소금, 후추로 간을 한 뒤 파를 얹어 그릇에 담는다.

※ 토란은 다시마와 궁합이 잘 맞는다. 다시마에 풍부한 알긴과 요오드가 토란에 들어 있는 수산칼슘이 몸속에 흡수되는 것을 막아 주기 때문이다.

식이 대부분인 추석 음식으로 안성맞춤이다. 소화가 잘되게 해 줄 뿐만 아니라 변비와 식중독을 예방해 주기 때문이다. 추석에는 토란 이외에도 송편과 과일을 많이 먹는다. 송편은 오므리면 반달 모양이 되고 펴면 보름달 모양이 된다. 즉 달을 상징하는 송편은 하늘의 열매, 땅에서 나는 과일은 땅의 열매, 그리고 땅 밑에서 나는 토란은 땅의 열매라는 상징을 가지고 있는 것이다. 그래서 추석에 송편과 과일, 토란국을 먹으면 하늘과 땅, 그리고 땅의 열매를 모두 먹은 것이나 다름없다.

토마토

● 노화 방지   ● 항암 작용   ● 소화력 증강

　영국 사람들은 토마토를 가리켜 '사랑의 사과'라 하고, 이탈리아에서는 '황금의 사과'라고 한다. 탱탱하고 싱싱한 과육 속에 숨은 토마토의 탁월한 효능 때문일 것으로 추측되는데, 실제로 토마토는 암을 예방하는 10대 식품의 하나로 선정되었을 만큼 탁월한 항암 효과를 인정받고 있다.

　토마토는 육류식에서 빼놓을 수 없는 재료로, 서구식 식생활의 영향으로 육류와 치즈를 많이 섭취하게 되면서 자연스럽게 토마토 섭취량도 늘고 있다. 고기나 생선처럼 기름기가 많은 음식을 먹을 때 토마토를 곁들이면 소화율이 좋아지고 위의 부담이 줄어든다. 또 혈관을 튼튼하게 하고 혈압을 내려 주는 루틴(rutin)이 들어 있어서 고혈압 환자에게도 매우 좋다. 환자들에게 토마토주스를 많이 먹으라고 권하는 것도 유기산이 적어 자극적이지 않은 데다 영양이 우수하고 소화가 잘되기 때문이다. 비타민C도 풍부해 주먹만 한 크기 토마토 2개면 하루에 필요한 비타민C 권장량을 보충할 수 있다.

　하지만 토마토를 무엇보다 가치 있게 하는 성분은 활성 산소를 억제하여 노화를 방지하고 항암 효과를 발휘하는 리코펜(lycopene)이다. 특히 유방암과 전립선암, 소화기 계통의 암을

약이 되는 요리 카프레제샐러드

재료 토마토 3개, 모짜렐라 치즈 100g, 발사믹 식초 또는 소금, 후추, 설탕, 식초, 올리브유, 바질 5장

1 바질을 깨끗이 씻어서 잘게 썬 뒤 올리브유와 발사믹 식초를 넣고 골고루 섞어 드레싱을 만든다. **2** 토마토를 깨끗이 씻어서 5~7mm 두께로 썰고 **3** 생 모짜렐라 치즈도 토마토와 같은 두께로 썬다. **4** 긴 접시에 토마토와 치즈를 번갈아 올린 뒤 만들어 놓은 드레싱을 뿌린다. 드레싱을 작은 그릇에 따로 담아 내도 된다.

※ 칼로리가 걱정된다면 치즈 대신 두부를 잘라서 물기를 제거한 뒤에 이용하면 더욱 담백한 맛의 토마토두부카프레제를 즐길 수 있다.

예방하는 효과가 뛰어난데, 토마토를 즐겨 먹는 이탈리아 여성들이 전 세계적으로 유방암 발병 확률이 낮은 것만 보아도 토마토의 효능을 짐작할 수 있다. 완숙한 토마토일수록 리코펜 함량이 많고 영양 효과가 좋다. 또 익힌 토마토가 생 토마토에 비해 칼슘·칼륨·비타민A는 5배, 비타민B_1은 4배, 비타민B_2는 6배, 비타민C는 2.5배 정도 많이 들어 있으므로 끓는 물에 살짝 넣었다가 건져서 껍질을 벗겨 먹을 것을 권한다. 방울토마토는 크기는 작아도 일반 토마토에 비해 베타카로틴과 비타민C가 훨씬 풍부하다.

또 토마토는 우유나 요구르트 등의 유제품과 함께 먹으면 리코펜 흡수율이 3배나 높아진다. 그런 면에서 애피타이저로 즐기는 카프레제는 음식 궁합 면에서 매우 훌륭한 음식이다.

파

● 신경 안정 ● 두통 개선 ● 식욕 증진 ● 감기 예방

파는 동양에만 있는 채소로, 중국에서는 3천 년 전부터 재배되어 왔으며, 우리나라는 중국을 거쳐 고려 이전에 들어온 것으로 추측된다. 추위와 더위에 강해 시베리아에서 열대 지방까지 분포되어 있다.

파는 영양가가 높아 식용으로는 물론 약용으로 두루 쓰인다. 양파를 주로 먹는 서양에서는 대파를 식용하지 않지만 음식의 향을 돋우고 해산물의 비린내와 육류의 누린내를 없애 주는 효과가 있어 동양에서는 전골, 국, 양념에 반드시 들어간다. 파는 굵기에 따라 대파와 쪽파로 구분하는데, 대파는 주로 생선과 고기의 냄새를 없애는 데 쓰고, 쪽파는 약용이나 생식, 숙채용으로 주로 이용된다.

파는 유황 함량이 많은, 즉 알칼리성인 다른 채소와 달리 유황이 많이 함유되어 있는 산성 식품이기 때문에 알칼리성 식품과 함께 먹는 것이 좋다. 파의 자극적인 냄새는 알릴디설파이드(allyldisulfide)에 의한 것으로, 소화액의 분비를 촉진하고 살균·살충 작용을 한다. 디프테리아나 결핵균, 이질균, 포도상구균 등을 억제하는 효과도 있다. 하지만 과잉 섭취하면 위장 장애의 원인이 되기도 하므로 주의해야 한다. 또 파에는 유화알릴

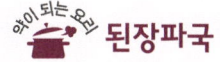 **된장파국**

재료 파 3뿌리, 된장 1큰술, 다진 마늘 1큰술, 다시마 육수 다시마 1장, 물 10컵, 국물용 멸치 3~4마리

1 찬물에 다시마와 멸치를 넣고 끓이다가 끓기 시작하면 다시마를 건져내고 10분 정도 더 끓여 체에 거른다. **2** 다시마 우려낸 물에 된장을 넣고 끓인다. **3** 국물이 끓으면 다진 마늘을 넣고 불을 줄인 다음 송송 썬 파를 얹어 먹는다.

※ 두 번째 쌀뜨물을 이용하면 더 깊고 구수한 맛의 된장파국을 즐길 수 있다.

이라는 성분이 들이 있어서 신경을 안정시켜 준다. 그래서 정신적으로 피로하거나 고민이 있을 때 파를 썰어서 냄새를 맡거나 파 끓인 물의 증기를 쐬면 효과적이다. 파로 만든 음식을 많이 먹는 것도 좋다. 약효는 몸체보다 뿌리가 좋다. 감기로 인한 두통과 오한에도 파의 흰 뿌리를 달여 먹으면 효과를 볼 수 있다. 이뇨·건위·발한 등에도 효과를 발휘한다.

파는 겨울파나 여름파 가릴 것 없이 몸을 따뜻하게 해 주고 위장 기능을 도와준다. 파의 하얀 밑동을 '총백'이라고 하는데, 다른 약재의 독을 없애고 대소변을 잘 나오게 한다. 파의 씨는 눈을 밝게 하고 속을 따뜻하게 하며 정액을 보충시킨다. 불면증과 감기에는 파를 달여 마시거나 파를 잘게 썰어 넣고 끓인 된장을 마시면 효과가 좋다. 생파에 된장을 묻혀 먹어도 효과를 볼 수 있다. 동상으로 인해 손이 텄을 때 파 삶은 물에 손을 담그면 효과가 있다.

표고버섯

● 골다공증 예방　● 암 예방　● 비만 방지　● 혈압 안정　● 당뇨 예방

　버섯은 신비로운 식품으로, 역사적으로 수많은 전설이 전해 내려온다. 원래 버섯은 곰팡이의 일종인데 성장 속도가 매우 빨라 갑자기 솟아나오기 때문에 요술쟁이로도 통한다. 식용해 온 역사도 깊어《삼국사기(三國史記)》성덕왕 3년 정월조에 보면 "공주에서 금비(목이버섯)를 진납하였고, 7년 정월에는 상주에서 서지(석이버섯)를 진상했다."는 기록이 나온다.

　그중에서도 표고버섯은 우리나라 사람들이 즐겨 먹는 가장 대중적인 버섯으로, 맛 성분인 구아닐산(guanylic acid)과 글루타민산(glutamic acid), 그리고 독특한 향 물질인 렌티오닌(lenthionine)이 풍부하다. 특유의 감칠맛과 향 덕분에 각종 요리의 주재료로는 것은 물론 맛내기용 재료로도 인기가 높다.

　표고에는 몸의 방어 기능을 활성화하여 암이 발생하는 것을 막아주는 다당류, 그중에서도 렌티난(lentinan)이 풍부하다. 혈액의 대사를 돕고, 혈액 속의 콜레스테롤 수치를 떨어뜨려 고혈압과 동맥경화, 심장병의 예방 및 치료에 효과를 발휘하는 아미노산인 엘리타데닌, 적혈구 수를 늘리고 빈혈을 방지하는 비타민B_{12} 성분도 들어 있다. 특히 표고에는 비타민D의 생성을 촉진하는 물질인 에르고스테롤(ergosterol)이 풍부해서 표고버섯

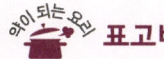 **표고버섯돼지고기전**

재료 표고버섯 10개, 돼지고기 간 것 100g, 다진 파·마늘 각 1작은술, 소금 1/2작은술, 달걀 2개, 밀가루 1/2컵, 참기름 1큰술, 후춧가루, 식용유

1 표고버섯은 물에 불려서 기둥을 떼어 낸 뒤 냅킨으로 물기를 제거하여 갓 부분에 칼집을 낸다. **2** 표고에 소금과 참기름, 후춧가루를 뿌려 밑간을 한다. **3** 볼에 돼지고기, 소금, 후추, 다진 파, 마늘을 넣어 치댄다. **4** 고기를 동글납작하게 빚어 표고 갓 부분에 채운다. **5** 밀가루와 달걀 물을 차례대로 입혀 달궈 놓은 프라이팬에 올려 노릇노릇하게 지진다.

을 먹고 햇볕을 쐬면 몸속에 비타민D가 생성된다. 비타민D는 칼슘의 흡수를 돕고 골밀도를 높이는 성분으로, 표고가 골다공증에 효과를 발휘하는 것도 이 때문이다. 그런데 표고의 비타민D는 햇볕에 말려야만 형성된다는 특징이 있다. 특히 버섯은 날 것보다 말린 것이 약효가 뛰어나므로 번거롭더라도 신선한 표고를 구입하여 햇볕에 말려 이용하는 것이 좋다.

　표고는 돼지고기와 궁합이 좋다. 하지만 돼지고기기는 잡냄새가 나고 콜레스테롤 함량이 높은 것이 단점. 그런데 표고버섯과 함께 요리하면 콜레스테롤이 몸속에 흡수되는 것을 막아 주고 냄새도 줄어든다.

피망(파프리카)

● 변비 예방 및 개선   ● 고혈압 예방   ● 기미 억제   ● 스트레스 해소

　서양 고추로 알려진 피망(파프리카)은 달콤한 맛과 알록달록한 색깔, 그리고 아삭거리는 식감으로 입맛을 사로잡고 있는 건강 채소다. 특히 여름 타는 것을 막아 주는 효과가 뛰어나 여름에 먹으면 좋다. 피망은 '비타민 캡슐'이라 불릴 정도로 비타민 A와 C가 풍부해 활성 산소를 억제하여 노화를 막아 주고 암을 예방하는 효과가 뛰어나다. 비타민C는 면역력을 강화하고 세포를 튼튼하게 해 주며, 감기 예방과 정신적 스트레스를 해소하는 효과가 좋다. 얼굴에 기미, 주근깨가 생기거나 얼굴이 검어지는 원인인 멜라닌 색소가 생성되는 것을 억제하는 효과도 있어 피부 미용에도 좋다.

　피망(piment)과 파프리카(paprika)는 같은 식물이다. '피망'은 원래 프랑스 말이었으나 일본을 거쳐 우리나라에 수입되면서 피망이라고 불리게 된 것이다. '파프리카'는 피망을 의미하는 네덜란드 말로 단 고추, 즉 Sweet pepper를 의미한다.

　피망은 색깔에 따라 유효 성분이 다르기 때문에 필요에 따라 골라 먹어도 좋고 골라 먹어도 좋다. 녹색 피망에는 유전자가 손상되는 것을 막아 주고 항암 작용을 하는 클로로필(엽록소)이 풍부하고, 보라색과 갈색에는 지방 세포의 기능을 개선하여 비

약이 되는 요리 피망버섯잡채

재료 쇠고기 200g, 피망 6개(색깔별로), 표고버섯 3개, 양송이버섯 3개, 느타리버섯 100g, 양파 1개, 간장 2큰술, 굴소스 3큰술, 설탕 1작은술, 후춧가루·참기름 약간, 식용유 2큰술, 통깨 1작은술.

1 쇠고기는 가늘게 채 썰어 소금과 후추로 간하여 센 불에 재빨리 볶는다. **2** 피망과 양파는 가늘게 채 썰어 놓는다. **3** 표고와 양송이, 느타리는 깨끗이 씻어서 얇게 썰거나 찢어서 간장과 설탕에 양념한다. **4** 팬에 기름을 두르고 양파를 먼저 볶다가 양파가 투명해지면 간장과 청주로 간을 한 뒤 피망과 버섯을 넣어 함께 볶는다. **5** 채소가 익으면 볶아 놓은 쇠고기를 넣고 굴 소스와 참기름으로 맛을 낸다.

만을 억제하는 안토시아닌이 들어 있다. 그리고 붉은 피망에는 피로를 풀어 주는 효과가 있는 비타민과 베타카로틴이 풍부하다. 특히 붉은 피망의 베타카로틴 함량은 녹색의 무려 100배, 비타민C는 2배, 비타민E는 5배에 이른다.

피망과 파프리카는 생으로 샐러드에 넣어 이용하는 경우가 가장 많은데, 식물성 기름에 조리하면 지용성 비타민인 베타카로틴과 비타민E의 흡수율이 더욱 높아진다. 하루 1개(150g)면 카로틴과 비타민E 필요량을 보충할 수 있다. 고기를 먹을 때 함께 곁들여도 좋고, 비타민C가 철분의 흡수를 도와주므로 우유나 요구르트, 치즈, 멸치처럼 칼슘이 풍부한 식품과 함께 먹어도 좋다. 사과와 함께 갈아서 주스로 마시면 비타민C를 더 많이 섭취할 수 있다.

호박

● 시력 강화 ● 부종 해소 ● 암 예방 ● 두뇌 강화

당근, 시금치와 함께 녹황색 채소를 대표하는 호박은 박과에 속하는 채소 가운데 영양가가 가장 높다. 우리나라에는 임진왜란을 전후하여 들어왔는데 절에서 주로 먹었다고 하여 승소(僧蔬)라고 부르기도 했다. 《동의보감》에는 호박에 대해 "성분이 고르고 맛이 달며 오장을 편하게 하며 산후 혈진통을 낮게 하며 눈을 밝게 하고 혼백을 밝게 한다."고 해 놓았다.

호박에는 몸속에 들어가 비타민A로 전환되어 점막을 강화하고 감기를 예방하며 야맹증과 눈의 피로한 증상을 풀어 주는 효과가 좋은 베타카로틴이 풍부하다. 또 호박의 당분은 소화 흡수가 잘되기 때문에 위장이 약하고 마른 사람에게는 부식뿐만 아니라 간식으로도 적격이다.

활성 산소를 무독화하여 암이 발생하는 억제하고 항산화 작용으로 노화를 억제하는 비타민C·E도 풍부하다. 특히 호박의 비타민C는 열에 잘 파괴되지 않기 때문에 수프나 죽으로 만들어 먹으면 좋다. '동짓날 호박을 먹으면 중풍에 걸리지 않는다.'라는 말이 있는데 이 역시 비타민 A·B·C의 효과 때문이다. 특히 특은 호박은 저장성이 좋아서 보관해 두고 엿, 떡, 범벅, 죽, 수프, 잼, 파이 등으로 만들어 먹으면 좋다.

약이 되는 요리 호박죽

재료 단호박 작은 것 1개, 소금 1작은술, 찹쌀가루 1/2컵, 물 3컵, 꿀

1 단호박을 깨끗이 씻어서 반을 가른 뒤 숟가락으로 씨를 파내고 껍질을 벗겨 자른다. **2** 냄비에 물을 부은 뒤 단호박을 넣고 끓인다. 처음엔 강한 불에서 끓이다가 끓기 시작하면 중불로 줄인다. **3** 주걱을 이용해 중간중간 저어 주면서 호박이 퍼질 때까지 끓인다. **4** 찹쌀가루를 반죽하여 동그랗게 빚어 새알심을 만들어 호박죽에 넣은 뒤 소금으로 간을 한다. **5** 그릇에 담은 뒤 기호에 따라 꿀이나 설탕을 첨가한다.

호박은 흔하기 때문에 민간요법으로도 많이 이용되어 왔다. 겨울철에 호박을 많이 먹으면 중풍이나 감기, 동상을 예방할 수 있고, 호박 삶은 물을 마시면 소변을 시원하게 볼 수 있어서 신장 기능을 회복하는 데 좋다. 또 소염 작용과 해독 작용이 있으며, 통증을 완화하는 데도 도움이 된다.

호박씨 깐다? 호박씨에는 단백질, 지질, 당질, 섬유질, 칼슘, 인, 비타민 B1·B2 등의 성분이 골고루 들어 있다. 열량은 100g당 550kcal로 매우 높지만 호박씨에 들어 있는 지질은 우리 몸에 좋은 불포화 지방이다. 특히 머리를 좋게 하는 레시틴과 필수 아미노산이 풍부하다. 흔히 뒷전에서 좋지 않은 말이나 모사를 꾸미는 사람을 빗대어 '호박씨 깐다'고 하는데, 사실 이 말은 지능이 높아 머리가 좋은 사람을 이르는 말이었을 것이다. 호박씨를 많이 먹은 사람은 당연히 두뇌 회전이 빨라질 것이니 말이다.

과일에는 비타민과 식이섬유가 풍부해 신체 기능을 유지시키고 배변 활동을 도와 장을 편안하게 해 준다. 그러므로 하루 2회 정도 식후에 섭취하는 것이 좋다. 단 당분 함량이 높으므로 과잉 섭취하지 않도록 주의해야 한다.

유태종 박사가 추천하는 장수 식품

과일류

감

● 고혈압·동맥경화 예방 ● 피부 탄력 ● 감기 예방

감은 다른 과일에 비해 수분은 적은 반면 당분은 14%로 매우 많은 편에 속한다. 당분의 대부분이 포도당과 과당이어서 소화 흡수가 잘되며, 열량은 100g당 60Kcal로 사과보다 20% 정도 높다. 질병에 대한 저항력을 높여 주고 피부를 탄력 있게 해 주는 비타민A도 과일치고는 풍부하여 100g에 400I.U 이상 들어 있다. 곶감으로 만들어 먹으면 생감일 때보다 비타민A 함량이 높아져 더 많은 양의 비타민A를 보충할 수 있다. 곶감 표면에는 하얀 가루가 있는데, 기관지나 폐의 점막에 좋아서 환절기 감기에 걸리거나 목이 아플 때 먹으면 효과적이다. 비타민C 함량도 귤의 2배, 사과의 6배나 된다. 이 비타민C와 카로틴이 상승 작용을 하여 피로 회복과 피부 미용에 도움을 주고 감기를 예방하며 노화와 스트레스를 막아 준다. 또 감에는 몸속의 나트륨을 배출하여 혈압을 낮춰 주는 칼륨이 풍부하여 감을 자주 먹으면 고혈압과 동맥경화 예방에도 효과를 볼 수 있다.

덜 익은 감은 떫은맛이 나는데 이는 탄닌 성분에 의한 것으로, 지나치게 많이 섭취하면 철분 흡수율이 떨어진다. 하지만 적당히 섭취하면 해독 작용을 하고 위에도 좋은 자극을 주며, 악취와 숙취를 예방해 준다. 단, 변비가 있는 사람은 먹지 않는

약이 되는 요리 **감장아찌**

재료 감 10개, 고추장 5컵(또는 된장 5컵), 물엿 1컵

1 씨가 적고 단단한 감을 골라 깨끗이 씻어 꼭지는 그대로 두고 잎만 떼어낸다. 떫은 감은 소금물에 일주일 정도 담가 우려낸 뒤에 이용한다. **2** 손질한 감을 통째로 1~2cm 두께로 썰어 그늘에서 꾸덕꾸덕하게 말린다. **3** 말린 감을 고추장에 버무려 망이나 베주머니에 담고 위에 고추장을 듬뿍 덮어 한 달간 저장한다. **4** 먹을 만큼만 꺼내어 양념해 먹는다. 아삭아삭하면서도 단맛이 난다.

※ 장아찌는 이미 그 자체로 짠맛이 배어 있으므로 염분을 과잉 섭취하지 않도록 주의해야 한다.

것이 좋다. 게다가 감은 몸을 차게 하는 효과가 있어서 과음한 다음 날 메스꺼운 증상이 있을 때 먹으면 효과적이지만 몸이 지나치게 차가워지는 것은 좋지 않으므로 아침보다는 낮에, 하루 1~2개 정도만 먹는 것이 좋다.

감은 과일로도 먹지만 잎도 유용하게 이용할 수 있다. 특히 잎에는 섬유질, 단백질, 비타민 성분이 풍부하다. 그중에서도 5월에 딴 어린잎을 잘게 썰어서 말려 쓰는 것이 좋다. 감나무의 어린잎을 말려서 우려낸 차는 비타민A와 C가 풍부해 감기를 예방하고 병에 대한 저항력을 높여 준다. 꾸준히 마시면 고혈압, 동맥경화, 당뇨병 등의 생활습관병 예방은 물론 치료 효과도 볼 수 있다. 갈증을 풀어 주는 효과도 있으므로 끓여서 냉장고에 넣어 두고 물처럼 수시로 마셔도 좋다.

귤

- 감기 예방 ● 피부 미용 ● 피로 회복

 귤의 원산지는 중국으로, 우리나라에서는 예부터 제주도에서 재배되어 해마다 동짓날이면 유자와 함께 왕에게 진상되었다. 조선시대에는 먼저 대묘에 고한 뒤 신하들에게 하사할 정도로 귀한 과일이었다. 오렌지·네이블·하귤·팔삭·금강(낑깡)·모란봉·한라봉 등 종류가 많은데, 우리가 귤이라고 부르는 것은 온주 귤로, 중국 절강성의 최대 귤 생산지인 온주(溫州)의 이름을 따 온 것이다. 지금은 온실 재배를 하기 때문에 초여름에도 귤을 먹을 수 있지만 역시 제철인 겨울에 먹어야 제맛이다. 귤에 풍부한 비타민C도 겨울로 접어들면 증가한다. 비타민C는 특히 겨울에 필요한 성분으로, 추위에 견딜 수 있도록 물질대사를 원활하게 하여 체온이 내려가는 것을 막아 준다. 피부와 점막을 튼튼하게 하고, 감기를 막아 주는 효과도 있다. 큼지막한 귤 2개면 하루에 필요한 비타민C 필요량인 100mg을 거의 보충할 수 있다. 특히 아침에 먹으면 바로 에너지로 전환되므로 가능하면 아침에 먹는 것이 좋다.

 또 귤에는 비타민C의 흡수율을 높여 주는 비타민P의 효력을 가진 플라보노이드 화합물과 헤스페리진 성분도 동시에 들어 있다. 헤스페리진은 모세 혈관의 침투압을 조절하여 저항력을

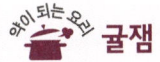

귤잼

재료 귤 1kg, 설탕 500g, 레몬즙 2큰술

1 귤을 준비하여 껍질을 벗긴다. 비타민C가 많은 속껍질도 벗기지 말고 이용한다. **2** 귤을 핸드 블렌더에 넣고 갈아서 냄비에 넣은 뒤 센불에 올린다. **3** 귤이 끓어오르기 시작하면 중불로 줄인 뒤 귤과 동량의 설탕(또는 2/3)을 넣는다. **4** 귤이 눌어붙지 않도록 나무 주걱으로 간간히 저어 준다. 한 시간 정도면 반으로 줄어든다. **5** 잼 한 방울을 찬물에 떨어뜨려 보아 퍼지지 않으면 완성된 것이다. **6** 찬물에 담가 식힌 유리병(변색 예방)에 잼을 넣어 냉장 보관해 두고 먹는다.

길러 주고, 혈관이 파열되지 않도록 하는 효과가 있어서 비타민C와 P를 함께 섭취하면 혈관의 노화를 방지하고, 동맥경화와 뇌출혈을 예방할 수 있다. 또한 귤에는 보통 과일에는 적은 비타민B_1도 풍부하다. 비타민B_1은 비타민C · P와 상승 작용을 하여 감기를 예방하고 추위에 대한 저항력을 높여 준다. 껍질에도 비타민C가 풍부한데, 그 양의 과육의 4배나 되므로 떼어내지 말고 먹는 것이 좋다.

  귤의 특유한 향미는 당분에 의한 것으로, 유기산 · 아미노산 · 무기질 · 비타민 등의 여러 가지 성분이 복합적으로 작용하여 생긴다. 물질대사를 촉진하여 피로를 풀어 주고 피를 맑게 하며 속이 쓰린 증상을 해소하고 피부 미용에 좋은 구연산도 풍부하다.

레몬

● 골다공증 예방   ● 식중독 예방   ● 노화 예방   ● 피로 회복

레몬은 생각만 해도 입에 침이 고일 만큼 신맛이 나기 때문에 산성 식품이라 생각하기 쉬운데, 사실은 알칼리성 식품이다. 생선이나 육류 요리, 파이나 케이크의 향기, 칵테일·청량음료·사탕·식초를 넣은 음식에 필수로 들어가고, 튀김 요리에 뿌려 향을 즐기는 등 쓰임새가 다양하다.

고대 로마인들은 레몬이 모든 독을 제거한다고 믿었다. 생선에 레몬을 얹는 풍습도 로마 때부터 시작된 것인데, 실제로 레몬에는 살균(항균) 작용을 하는 성분이 들어 있다. 또 레몬은 과일 중 당 함량은 가장 낮지만 밀감류 가운데서는 항산화 비타민C가 가장 풍부하다(100g당 70mg). 신맛이 강한 것도 비타민C와 구연산 함량이 높기 때문이다. 그래서 일부 미백용 화장품에는 레몬의 비타민C가 들어간다.

심지어 비타민C의 효능을 잘 알지 못했던 과거에도 레몬은 비타민C 보충제로 쓰였다. 십자군 원정 당시 오랜 항해로 채소와 과일을 섭취하지 못해 병사들이 비타민C 결핍증인 괴혈병에 걸렸는데, 레몬을 먹었더니 치료가 되었다는 얘기가 있다. 지금은 노화의 원인인 유해 산소를 제거하는 항산화 효과가 뛰어나다는 사실이 알려지면서 노화 예방에 많이 처방되고 있다.

> **몸이 되는 요리 레몬꿀차**
>
> 재료 : 레몬 1/2개, 물 4컵, 꿀 또는 시럽
>
> **1** 레몬은 껍질에 농약 성분이 남지 않도록 깨끗이 씻어서 얇게 저민다. **2** 냄비에 물을 넣고 저민 레몬을 넣은 뒤 팔팔 끓인다. **3** 끓인 레몬차를 잔에 부은 뒤 꿀을 첨가한다.

구연산은 소화를 돕고 떨어진 식욕을 되살려 주며 몸속에 섭취된 칼슘을 뼈 속에 침착시켜 골다공증 예방에 효과를 발휘하는 성분이다. 몸속에 쌓인 노폐물을 제거하는 효과도 있어서 열이 심한 환자에게 레몬을 권하기도 한다. 위산 부족으로 소화가 잘 안 되는 노인에게 레몬을 처방하면 구연산이 소화를 촉진하여 소화가 잘된다.

서양에선 식초 대신 레몬을 사용하는 경우가 많은데, 샐러드에 레몬즙을 살짝 뿌리면 샐러드 맛이 더 상큼하고 신선해지기 때문이다. 소금 대용으로도 쓰는데, 레몬즙을 음식에 뿌리면 풍미가 좋아지는 것도 이유이지만 이렇게 할 경우 고혈압과 위암의 발병 요인 가운데 하나인 식염 섭취량을 줄일 수 있다.

하지만 레몬은 대부분 수입품이라 표면에 농약이 많이 묻어 있기 때문에 가능하면 껍질을 박박 문질러 씻어서 껍질을 벗겨 이용해야 한다. 홍차를 먹을 때 레몬 조각을 띄우는 경우가 많은데, 안전을 위해 가능하면 삼가는 것이 좋다.

매실

- 간 건강에 도움　● 천연 소화제　● 식중독 예방

　'망매지갈(望梅止渴)'이라는 고사(古事)가 있다. 중국 삼국시대 위 나라 조조가 물이 없어 피로에 지친 병사들에게 "저 산을 넘으면 매실이 있다."는 말을 해서 입에 침이 나게 해 갈증을 멎게 했다는 일화에서 유래한 말이다. 이처럼 매실은 생각만 해도 입에 침이 고일 만큼 신맛이 강하다.

　사람들은 나이가 들면 신맛이 강한 음식을 싫어하는 경향이 있다. 그러나 건강 장수하는 사람 중에는 신 음식을 잘 먹는 사람이 많다. 신맛은 식욕을 돋우고 소화액의 분비를 촉진하는 효과가 있어서 자연스럽게 몸을 건강해지게 만들기 때문이다. 또 임신 2~3개월이 되면 평소에 잘 먹지 않던 새콤한 음식을 찾는 경우가 많은데, 이 또한 태아에게 필요한 칼슘의 흡수를 촉진하려는 자연의 섭리라고 할 수 있다.

　매실은 2천 년 전부터 건강 식품으로 자리를 굳혀 온 과실이다. 매화나무의 열매가 매실이라는 핵과인데 중국에서는 오래 전부터 오매(烏梅)라고 하여 약용으로 이용해 왔다. 오매는 빛깔이 까마귀처럼 검다고 해서 붙여진 이름으로, 덜 익은 매실을 따서 껍질을 벗기고 나무나 풀 말린 것을 태워 그 연기를 그을려 말린다. 해열, 지혈, 진통, 구충, 갈증 방지 등에 효과가 있어

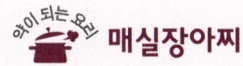

매실장아찌

재료 매실 1kg, 설탕 1kg, 고추장 4큰술, 꿀 2큰술, 소금 100g **양념** 다진 파·마늘, 설탕, 깨소금

1 매실을 씻어서 똑바로 세운 다음 방망이로 꼭지 부분을 툭 치면 갈라지면서 씨와 살이 분리된다. **2** 용기에 매실과 같은 양의 설탕을 넣어 재운다. **3** 설탕이 녹으면 매실을 가득 담은 뒤 설탕을 덮어 공기와 접하지 않게 한다. **4** 뚜껑을 덮어 밀봉해 두고 3개월~1년 정도 숙성하면 아삭아삭 씹히는 맛이 좋은 장아찌 완성. **5** 먹을 만큼만 꺼내어 양념해 먹는다. 양념하지 않고 그대로 먹어도 맛있다.

여러 가지 증상에 처방하는 것은 기본이고, 물질대사를 촉진하여 피로를 풀어 주는 효과가 뛰어나 피로 회복제로도 인기다.

매실의 주성분은 유기산(5% 함유)으로 구연산, 사과산, 호박산, 주석산, 카테킨산, 피크린산 등이 들어 있다. 이 중 카테킨산은 장의 운동을 활발하게 하여 염증을 가라앉히고 설사를 억제하며, 피크린산은 간장 기능을 높여 주어 음주로 인해 피로해진 간을 건강하게 해 준다.

가정에서 만들어 두고 활용할 수 있는 매실 식품으로는 매실액기스, 매실주, 매실청 등을 꼽을 수 있다. 복통이나 설사, 감기, 변비 등의 증상이 있을 때 매실액기스 한 스푼을 물에 넣고 꿀을 타서 마시면 놀라울 정도로 큰 효험을 볼 수 있다. 새콤달콤한 맛은 어린아이들도 좋아하므로 청량 음료 대신 마시게 하면 더 더없이 좋은 건강 음료가 된다.

바나나

● 열량 공급 ● 고혈압 예방

대표적인 열대 과일인 바나나는 대개 미숙한 것을 수확하여 숙성시켜 먹는다. 껍질은 두꺼운 편이나 벗기기 쉽고, 과육은 부드러워 남녀노소할 것 없이 누구나 좋아한다. 전분, 맥아당, 포도당이 풍부해 달콤한 맛이 나고 향이 뛰어나 거부감 없이 즐길 수 있다. 반면 지방 함량은 매우 적고 나트륨이 전혀 없어 다이어트에 좋은 식품으로도 꼽힌다. 항산화 작용을 하여 노화가 진행되는 것을 막아 주는 베타카로틴과 비타민C · E, 그리고 식이섬유까지 풍부하여 대장암을 예방해 주는 효과도 있다. 변비로 고민하는 사람이나 변이 단단한 사람은 수분과 함께 섭취하면 좋다.

뿐만 아니라 바나나에는 항암제처럼 암세포를 공격하여 죽이는 종양 괴사 인자인 생리 활성 물질도 들어 있어서 암 예방에도 효과를 볼 수 있다. 게다가 소화가 잘되기 때문에 위가 약한 사람이나 갓난아기는 물론이고 병중이나 병후 회복 중인 환자, 노인이 생식하면 좋다. 먹고 난 뒤에 바로 에너지를 내 주는 열량 공급원 역할을 하기 때문에 활동적인 일을 하거나 운동을 하는 사람에게도 추천할 만하다. 하지만 칼로리가 높아 지나치게 많이 먹으면 비만의 원인이 되므로 하루에 1개 정도 먹는 것이

> **약이 되는 요리 바나나스무디**
>
> 재료 바나나 2개, 우유 200ml, 얼음 1컵
>
> **1** 바나나는 껍질을 벗겨 믹서에 들어가기 쉽게 자른다. **2** 믹서에 바나나와 우유, 얼음을 넣고 갈아 준다. **3** 갈아진 바나나를 유리컵에 담는다.
>
> ※ 레몬즙을 한 방울 떨어트리면 색이 오랫동안 변하지 않는다. 기호에 따라 통조림 파인애플을 2조각 정도 넣으면 좀 더 상큼한 맛의 스무디를 즐길 수 있다.

가장 적당하다.

칼륨이 풍부한 것도 바나나의 특징이다. 칼륨은 몸속의 불필요한 염분을 배출해 주는 작용을 하여 혈압을 정상으로 유지하고 체내 수분의 균형을 조절해 준다. 그래서 바나나를 먹으면 염분이 문제가 되어 생기는 고혈압을 예방할 수 있다. 또한 몸을 차게 하는 성분이 들어 있어서 몸에 열이 많은 사람이 먹어도 효과를 볼 수 있다.

바나나는 말려서 먹거나, 주스, 과자, 케이크, 아이스크림 등에 넣는 등 이용 방법이 다양하지만 가열하면 비타민류가 손실되므로 가능하면 그대로 먹는 것이 좋다. 겉껍질에 갈색 반점이 있을 때가 가장 부드럽고 맛있으므로 구입하여 바로 먹을 경우에는 갈색 점이 있는 것을 고르고 익혀 먹을 경우에는 조금 덜 익은 것을 고르는 것이 좋다. 열대 과일이므로 냉장고에 넣지 말고 실온에 보관하는 것이 좋다.

배

● 소화 촉진 ● 변비 해소 ● 갈증 해소 ● 항돌연변이 작용

　시원하고 달콤한 맛이 매력인 배는 과당과 포도당, 자당 같은 단맛 성분이 풍부한 과일이다. 칼륨이 많이 들어 있어 이뇨 작용을 하고, 미량이긴 하지만 비타민과 미네랄도 함유되어 있다.
　배의 아삭아삭한 맛은 석세포(石細胞)에 의한 것으로, 탄수화물인 리그닌(rignin)과 펜토산(pentosan)이라는 불소화성 물질로 이루어져 있다. 그래서 변비에는 좋지만 위장이 약한 사람이 과식하면 좋지 않다. 또 고기만 먹다 보면 변비에 걸리기 쉬운데 여기에 배를 섞어 먹으면 변비 예방은 물론 소화를 촉진할 수 있다. 《동의보감》에서도 배에 관해 "피부를 곱게 하고 변비를 제거한다. 갈증을 해소하며 숙취를 풀어 주어 기분이 상쾌해진다. 이뇨 작용을 도우며 육식에 효과가 있다."고 해 놓았다. 배가 간장 작용을 촉진하여 몸속의 알코올 성분을 빨리 해독시키고 소화에 좋다는 것을 인정하고 있는 것이다.
　또한 배는 성질이 냉해서 몸의 열을 내려 주고, 소화를 도와 대소변을 잘 나오게 하는 효과도 있다. 그래서 동남아 등 열대·아열대 지방에서는 모기에 물려 심하게 열이 나는 말라리아나 권태, 근육통, 두통 등의 증상을 보이는 뎅기열에 배를 약으로 쓴다. 따져 보면 배가 직접적으로 약효가 있는 것이 아니

> **약이 되는 요리 배죽**
>
> 재료 배 1개, 쌀 1컵, 물 10컵
>
> **1** 시원하고 즙이 많은 배를 구입하여 껍질을 벗긴 뒤 8등분 하여 씨를 제거한다. **2** 냄비에 물을 8컵 정도 넣고 끓인다. **3** 물이 끓으면 썰어 놓은 배를 넣고 반으로 줄어들 때까지 끓인 뒤 배를 건져 낸다. **4** 쌀을 충분히 불려서 배 삶은 물에 넣고 끓인다. **5** 한번 끓으면 불을 줄이고 타지 않도록 저어 준다. 쌀이 골고루 퍼지면 완성.

라 고열로 다른 음식을 먹을 수 없을 때도 시원하게 먹을 수 있고, 과실의 비타민B와 C가 해열 작용을 하기 때문인 것으로 보인다. 어린아이가 열이 있을 때도 배로 즙을 내어 죽을 쑤어 먹이면 효과를 볼 수 있다. 배즙을 만들 때 도라지, 은행, 어성초, 상추, 국화, 대추를 함께 넣으면 기침 감기에는 물론 피부에 이상이 있거나 심한 변비 또는 설사에 효과를 볼 수 있다. 기관지 천식과 복통, 당뇨에도 효험이 있다.

최근에는 싱싱한 배와 열처리한 배즙을 섭취하면 발암 물질이 몸 밖으로 배출되는 것을 촉진하고 비장 세포의 증식을 조정하며 소핵 형성이 억제되는 항돌연변이 효과가 있다는 사실도 밝혀졌다. 구운 음식과 인스턴트식품 섭취량이 많은 요즘 식생활에 비추어 볼 때 고기나 가공식품을 먹은 뒤에 후식으로 배를 먹는 것은 매우 바람직하다.

복숭아

● 피로 회복   ● 지구력 증대   ● 변비 예방 및 개선   ● 다이어트

예부터 복숭아에는 귀신을 쫓는 능력이 있다고 전해져서 묘 근처에는 복숭아나무를 심지 않았다. 불로장생의 묘약으로 알려진 영지버섯도 복숭아나무에서 난 것을 최고로 친다. 중국의 전설에도 으레 수명을 연장시키는 과일로 복숭아가 등장할 만큼 신성한 과일로 여겨진다. 이를 증명이라도 하듯 실제로 한방에서 복숭아의 과육과 씨는 모두 좋은 약재로 쓰인다.

'복숭아를 많이 먹으면 미인이 된다.'는 말이 있다. 그만큼 피부 미용에 탁월한 효과가 있다는 말이다. 밤에 잠을 자면서 식은땀을 많이 흘리는 증상에도 복숭아가 효과적이다. 피를 깨끗하게 하고 간 기능을 활발하게 하는 효과도 뚜렷하다. 독성 물질에 대한 저항력을 강화해 주는 효과가 있는데, 특히 담배의 니코틴을 제거하는 효과가 뛰어나 폐 질환이 있는 사람이 먹으면 매우 좋다. 식이섬유의 일종인 펙틴도 풍부하여 변비에 효과적일 뿐만 아니라 대장암을 예방하는 효과도 크다. 비타민C 함량은 토마토의 절반 정도지만 비타민B_1·B_2·E·니아신 등이 골고루 들어 있다. 칼륨과 철, 인 등의 미네랄도 풍부하다.

하지만 복숭아는 달게 느껴지는 것에 비해 당분은 10% 정도로 낮은 편이다. 복숭아의 새큼한 맛은 유기산, 그중에서도 사

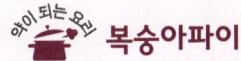 **복숭아파이**

재료 복숭아 4개, 복숭아 잼 1통, 밀가루 3컵, 버터 4큰술, 식용유 3큰술, 설탕 2컵, 소금, 계피가루

1 밀가루에 버터, 식용유, 설탕, 소금을 넣고 반죽하여 0.5cm 두께로 만들어 파이 틀에 넣는다. **2** 복숭아는 잘게 잘라 설탕과 계피가루를 넣어 투명해질 때까지 조린다. **3** 반죽 위에 조려 놓은 복숭아를 올린 뒤 200℃ 오븐에서 40분 정도 굽는다.

과산과 구연산에 의한 것으로, 백도보다는 황도에 더 많이 들어 있다. 이들 유기산은 식욕을 돋우어 주고 피로를 풀어 주며, 숙면을 유도한다. 재채기가 나고 코가 근질근질한 초기 감기 증상이나 헛기침이 자주 나올 때 먹어도 좋다.

약선에서는 복숭아의 씨와 잎도 몸에 좋다고 본다. 복숭아 씨앗인 도인(桃仁)은 생리 불순이나 갱년기 장애 등의 여성 질환 치료에 효과가 좋고, 잎에 들어 있는 떫은 성분인 탄닌은 피부 트러블과 구내염을 완화해 준다. 잎을 말려 두었다가 목욕할 때 그물망에 넣어 목욕물에 담그면 땀띠나 습진, 발진 등이 개선된다.

복숭아와 장어는 상극 장어를 먹은 뒤 복숭아를 먹으면 장어의 지방을 소화하는 데 이상이 생겨 설사가 난다. 특히 장어의 지방은 평소에 담백한 식생활을 하는 사람에게 부담을 준다. 복숭아의 유기산 또한 장에 자극을 주는데, 지방이 소화되기 위해 작게 유화되는 것을 막아 설사를 일으킨다.

사과

● 항암 작용 ● 피로 회복 ● 장 활동 촉진 ● 정장 및 정화 작용

유럽에는 '하루에 사과를 한 개씩 먹으면 의사가 필요 없다.'는 말이 있다. 그만큼 비타민과 미네랄이 풍부해 건강을 유지하는 데 좋기 때문이다. 몸을 차갑지 않게 하는 데다 체력 회복에도 도움을 주기 때문에 병후 회복식으로도 많이 이용된다.

한방에서는 사과가 사람의 기를 내리고 담을 가라앉히며 곽란과 위경련을 다스린다고 본다. 특히 설사가 그치지 않을 때 반쯤 익은 사과를 물에 넣고 조려 먹으면 특효다. 포만감도 커서 식욕이 없거나 다이어트를 할 때 먹어도 좋다. 과당과 포도당 같은 향 성분과 유기산인 구연산과 주석산도 풍부한데, 신맛 성분인 유기산은 위액 분비를 왕성하게 하여 소화를 돕고 철분이 흡수되는 것을 도우며, 스트레스로 인한 긴장을 풀어 준다. 구연산과 주석산은 두뇌와 전신의 피로를 빠르게 풀어 주고, 피부 미용에 도움을 준다. 혈액 중에서 나트륨과의 균형을 조절하여 혈압을 정상으로 유지해 주는 칼륨도 풍부하다.

사과는 주스로도 많이 이용하는데, 특히 기름의 소화를 도와 대사 작용을 활발하게 하고 신장 기능을 좋게 하며 몸속을 정화해 주는 효과가 뛰어나다. 장 활동을 촉진하므로 변비가 있거나 간장 기능이 좋지 않거나 안색이 좋지 않거나 빈혈이 있는 사람

> **약이 되는 요리 사과당근주스**
>
> 재료 사과 1개, 당근 1개, 물 1컵, 꿀 1작은술
>
> **1** 사과와 당근을 깨끗이 씻어 믹서에 들어갈 만한 크기로 잘라 놓는다. **2** 사과와 당근, 물, 꿀을 믹서에 모두 넣은 뒤 곱게 간다.

이 먹으면 좋다. 철분과 산소가 풍부해서 폐결핵이나 천식이 있는 사람, 기관지염이나 코감기를 앓고 있는 사람에게도 좋다. 그중에서도 사과당근주스는 모든 주스의 기본이다. 껍질에도 유효 성분이 풍부하므로 버리지 말고 껍질째 깨끗이 씻어서 이용하는 것이 좋다. 과육의 씹히는 맛이 싫은 사람은 믹서 대신 주서를 이용하면 깔끔한 맛의 주스를 즐길 수 있다. 주스를 내고 남은 찌꺼기도 버리지 말고 카레를 만들어 먹거나 다른 요리의 재료로 이용하면 좋다.

그렇다면 사과는 언제 먹는 것이 좋을까? 아침에 먹는 사과는 금(金), 점심에 먹는 사과는 은(銀), 저녁에 먹는 사과는 동(銅)이라는 말이 있듯이 오전이나 점심때 먹는 것이 좋다. 밤에 먹으면 산이 분비되어 위에 부담을 주기 때문이다. 특히 과식을 한 뒤에 소화제 대신 사과를 먹으면 도움이 된다.

수박

● 이뇨 작용　● 탈수 예방　● 부종 해소

수박은 여름철을 대표하는 과일로, 이집트에서는 무려 4천 년 전부터 재배해 온 역사 깊은 과일이다. 주로 과육보다는 씨를 먹었다고 전해지는데, 수박 씨에는 단백질을 비롯해 비타민B군과 비타민E가 풍부하다. 특히 콜레스테롤을 저하시키는 리놀레인산이 풍부해 말려서 볶아 먹거나 달여 먹으면 동맥경화 예방에 효과를 볼 수 있다. 중국에서도 수박 씨를 불로장생과 강장, 강정에 좋은 식품으로 여겨 오래 전부터 애용해 왔다.

수박은 이름에서도 알 수 있듯이 성분이 대부분이 수분(90%)이다. 특히 더위에 시달리는 여름철에 좋은 과일로, 탈수 예방과 갈증 해소 효과가 뛰어나다. 풍부한 칼륨이 몸을 상쾌하게 해 주어 일사병을 예방해 주는 효과도 있으므로 더위에 약한 사람이나 야외 스포츠를 즐기는 사람이 먹으면 좋다.

그중에서도 수박의 가장 큰 효능은 이뇨 작용으로, 이는 아미노산의 일종인 시트룰린(citrulline)에 의한 것이다. 그래서 어린 아이들이 밤에 수박을 과식하고 잠자리에 들면 어김없이 오줌을 싼다. 신장병은 물론 심장병, 임신, 고혈압 등의 부종을 가라앉히는 데도 효과가 있다. 하지만 시트룰린은 몸을 차게 하는 효과가 있으므로 냉증이 있거나 설사를 자주 하는 사람은 과식

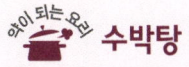

수박탕

재료 수박 2~3통

1 잘 익은 수박을 준비하여 과육만 긁어내어 헝겊 주머니에 넣고 짜서 즙을 낸다. **2** 커다란 냄비에 즙을 부은 뒤 약한 불에서 눌어붙지 않도록 저어 가면서 2~3시간 정도 끓인다. **3** 빨간 묵 같은 것이 남을 때까지 조려지면 완성이다. **4** 소독한 병에 옮겨 담은 뒤 밀봉하여 냉장 보관해 두고 먹는다.

하지 말아야 한다. 또 밤보다는 태양이 내리쬐는 한낮에 먹는 것이 좋다.

수박의 달콤한 맛은 과당을 비롯해 포도당, 자당, 덱스트린(dextrin) 등의 당 성분이 풍부하기 때문이다. 이 가운데 과당과 포도당은 즉시 에너지로 전환되기 때문에 여름철 무더위에 지친 몸을 빠르게 풀어 준다.

수박즙을 조려 만든 수박탕은 신장병의 특효약으로 알려져 있다. 신장병으로 인한 부종이 있는 환자는 하루 1큰술 정도를 3~4회 정도 복용하면 신기할 만큼 부기가 잘 빠진다. 임신으로 인한 부종이나 요도염, 방광염에도 수박탕이 효과가 있다.

수박을 다 먹고 난 뒤 처리하기 힘든 껍질은 오이처럼 냉채, 장아찌, 무침, 피클 등의 재료로 사용해도 손색이 없다. 수박 껍질에는 비타민B와 C가 함유되어 있어 부기를 빼 주고 피부 미용에도 효과가 탁월하다.

유자

● 감기 예방 ● 뇌졸중 개선 ● 신경통 예방 ● 피로 회복

　유자는 껍질이 울퉁불퉁하고 노란색을 띠기 때문에 언뜻 보기에는 식욕을 돋운다. 하지만 그냥 먹기엔 시고 씁쌀해서 주로 꿀이나 설탕에 재워 다과상에 올려 후식으로 즐겨 먹는다.
　유자는 신라 문성왕 때 장보고가 당 나라 상인에게 선물로 받아 온 것이 남해안에 전파되어 오늘날까지 전해졌다고 한다. 《세종실록(世宗實錄)》에 의하면 호조의 계시로 전라도와 경상도에 유자를 심게 했다는 기록이 있다. 실제로 유자는 다른 감귤류에 비해 추위에 강한 편이라서 제주도를 비롯해 전라도, 경상도 등 남부 지방에서 생산된다. 다른 감귤류의 껍질이 20~30%인 데 반해 유자는 50%가 껍질로 이루어져 있다는 것이 특징이다.
　지금은 재배 및 보관 기술이 발달해서 유자가 흔하고, 또 언제든 차로 즐길 수 있지만 예전에는 '유자나무 한 그루만 있으면 자식 대학 보낸다.'는 말이 있었을 만큼 귀한 과실이었다. 음력 10월에 시제를 드릴 때면 반드시 샛노란 유자를 모든 과실의 맨 윗자리에 놓았다는 것만 보아도 유자가 얼마나 귀한 과실이었는지 짐작할 수 있을 것이다.
　유자 100g에는 비타민C가 무려 150mg이나 들어 있다. 이는

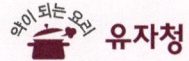
유자청

재료 유자 10개, 설탕 10컵

1 유자를 깨끗이 씻어서 물기를 제거한 뒤 3mm 두께로 둥글게 썬다. **2** 준비해 둔 유리병에 유자와 설탕을 켜켜이 채운다. 씨도 버리지 않고 함께 재운다. **3** 공기가 들어가지 않도록 병을 밀봉하여 한 달 정도 보관한다. **4** 유자청을 한 스푼 떠서 찻잔에 넣고 뜨거운 물을 부어 섞어 마신다.

※ 유자를 직접 끓이면 비타민C가 파괴된다. 유자청은 비타민C를 파괴하지 않고 유자의 영양소를 그대로 섭취할 수 있는 좋은 방법이다.

레몬의 3배가 넘는 것으로, 감기와 신경통을 비롯한 각종 생활습관병에 비타민C가 효과가 있다는 사실은 이미 잘 알려져 있다. 또한 유자에는 비타민P 역할을 하는 헤스페리딘이라는 물질이 들어 있어서 모세혈관을 튼튼하게 해 주기 때문에 뇌혈관 장애로 일어나는 뇌졸중에 효과를 볼 수 있다. 칼슘과 칼륨 등의 무기질과 비타민 B복합체, 그리고 비타민A도 들어 있다. 새콤한 맛의 원천은 구연산으로, 소화액의 분비를 돕고, 피로를 풀어 주는 역할을 한다.

유자는 민간에서도 많이 이용하는데, 목에 가시가 걸리거나 신경통이 있을 때는 씨를 빻아서 달여 먹으면 효과를 볼 수 있고, 티눈과 사마귀에는 씨를 태워 밥에 버무려 환부에 붙이면 좋다.

키위

● 방광염 치료 ● 노화 방지 ● 스트레스 해소 ● 갱년기 장애 예방

　키위는 중국 양자강 연안과 대만에서 자생하는 것을 개량했다고 하여 영어로는 '차이니즈 구즈베리(chinese gooseberry)'라고 부른다. 20세기 초에 뉴질랜드로 전해졌는데, 색깔 있는 털로 덮여 있는 모양이 뉴질랜드에 희귀새인 키위와 비슷하다고 하여 '키위(kiwi)'라는 이름이 붙었다. 중국에서는 예부터 키위를 달여 식욕 부진이나 장내의 열을 식히고 출혈을 막는 데 복용해 왔다. 간장과 신장 질환에도 효과가 좋아 방광염이나 요로결석의 치료제로도 처방했다.

　키위는 딸기와 멜론을 합친 것 같은 독특한 맛이 나는데, 다 익기 전에 먹으면 단단하고 제 맛이 나지 않으므로 후숙시켜 먹는 것이 좋다. 잘 익은 것은 물기가 많고 젤리 모양을 띠며, 그 안에 흑갈색의 작은 씨앗이 촘촘히 박혀 있다.

　키위에는 무엇보다 비타민C가 풍부하다. 비타민C는 혈관을 부드럽게 하고 혈관의 탄력을 유지하여 혈류를 원활하게 해 준다. 혈액의 흐름이 좋아지면 남성 호르몬과 여성 호르몬이 잘 생성되어 자연스럽게 저항력과 면역력이 높아진다. 그래서 암이나 백내장, 노화를 예방하는 힘이 강해지는 것이다. 피부가 거칠거나 정신적 피로가 심한 사람, 담배를 많이 피는 사람도

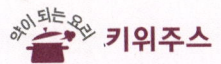 **키위주스**

재료 키위 4개, 시럽, 생수

1 물과 설탕을 1 : 1 비율로 섞어 젓지 않은 상태로 끓여 시럽을 만들어 식혀 둔다. **2** 키위는 껍질을 벗겨 믹서에 넣기 좋은 크기로 자른다. **3** 믹서에 키위와 생수를 넣고 간다. **4** 갈아 놓은 키위에 시럽을 넣고 다시 한 번 간다. 지나치게 곱게 갈면 씨까지 갈려 쓴맛이 나므로 주의할 것.

키위를 많이 섭취하는 것이 좋다. 항산화 물질인 비타민E와 B, 셀렌, 아연, 칼슘, 칼륨, 마그네슘, 철분 등의 미네랄도 풍부하여 남성의 정력을 증강시키고 여성의 월경 관련 장애 및 갱년기 장애를 예방해 준다.

또한 키위 과육에는 수용성 식이섬유인 펙틴이 풍부해 혈중 콜레스테롤 수치를 낮추고 동맥경화를 예방해 준다. 펙틴은 장기능을 활발하게 해 주는 효과도 있어서 매일 아침 키위를 1개씩 먹으면 변비 치료에 상당한 효과를 볼 수 있다. 껍질에 많이 들어 있는 불용성 식물섬유인 폴리페놀이 강력한 항암 작용을 하므로 주스로 이용할 때는 껍질째 갈아 먹는 것이 좋다.

키위의 연육 작용 키위에는 단백질 분해제인 액티나딘이라는 성분이 들어 있어서 연육 작용은 물론 소화를 도와준다. 그래서 고기를 재거나 질긴 고기를 양념할 때 저민 키위나 키위 즙을 넣으면 좋다. 액티나딘은 육류의 소화를 돕는 효과도 있어서 고기를 먹은 뒤에 후식으로 키위를 먹거나 키위주스, 샐러드를 만들어 먹어도 좋다.

포도

● 즉효성 열량원 ● 피로 회복 ● 항암 작용

　적당량의 와인이 심장마비 위험률을 줄여 준다는 사실은 이미 많은 역학 조사를 통해 밝혀졌다. 술이 어떻게 그런 역할을 하는지에 대해서는 아직 완전하게 밝혀지지 않았지만 와인이 순환계 질환에 좋은 것만은 틀림없다. 이에 대해 알코올 성분이 혈액 내의 HDL(몸에 좋은 콜레스테롤) 콜레스테롤 수치를 높여 준다는 주장이 있다. 실제로 영국 과학자들이 남녀 100명을 대상으로 실험을 실시한 결과 하루 한 잔의 와인을 마실 경우 HDL 콜레스테롤 수치가 7% 정도 올라가는 것으로 나타났다. 이 중 적포도주에 함유된 폴리페놀의 항산화력은 비타민C나 E보다 3~5배나 강하고, 알코올과 상승 작용을 하기 때문에 일반 식품에 들어 있는 폴리페놀보다 그 효과가 훨씬 뛰어나다. 위장병, 당뇨병, 기타 퇴행성 질환을 예방하는 데도 효과가 있어서 와인을 하루에 한두 잔씩 마시면 전혀 마시지 않는 사람보다 더 건강하고 오래 살 수 있다.
　포도를 먹을 때는 알맹이만 먹을 것이 아니라 껍질과 씨까지 모두 먹는 것이 영양 섭취 면에서 훨씬 좋고 암 예방에도 효과적이다. 포도 씨와 껍질 들어 있는 레스베라트롤(resveratrol) 성분이 정상 세포가 암 세포로 변하는 것을 막아 주고 악성 암 세

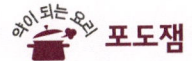

포도잼

재료 포도 2kg, 설탕 800g, 레몬 1큰술

1 포도는 알을 하나하나 떼어 깨끗이 씻어 소쿠리에 받쳐 물기를 제거한다. **2** 냄비에 포도와 레몬, 설탕을 넣고 중간 불에서 은근하게 끓인다. **3** 포도가 끓어서 껍질과 씨가 분리되면 불을 끈 뒤 면보에 거른다. **4** 걸러진 포도즙을 다시 냄비에 붓고 약한 불에서 서서히 조린다. **5** 다 조려지면 살균한 유리병에 잼을 담고 밀봉하여 냉장 보관한다.

포가 증식하는 것을 억제하기 때문이다.

  포도의 주성분인 당질은 과당과 포도당인데, 이 중 포도당은 몸속에 곧바로 흡수되는 즉효성 열량원이라서 피로를 풀어 주는 효과가 뛰어나다. 그래서 몸이 피로하거나 갈증이 날 때 포도를 먹으면 다른 식품과는 비교가 안 될 정도로 빠른 효과를 볼 수 있다. 칼슘, 칼륨, 철분, 인 등의 미네랄도 풍부하여 근력이 저하되는 것을 막고 혈액 순환을 좋게 해 준다. 또한 포도에는 유기산, 사과산, 구연산, 주석산 등이 풍부해서 단백(蛋白)식품을 과식하여 생긴 산성증(酸性症)을 억제하는 효과도 있다. 특히 약을 먹을 때 포도 주스와 함께 복용하면 약의 흡수율이 높아질 뿐만 아니라 효능도 높아진다는 연구 결과도 나와 있다. 빵, 과자는 물론 잼, 젤리, 건포도 등 가공식품으로도 많이 나와 있으므로 기호에 맞게 이용할 것을 권한다.

나이가 들면 근력이 약해지기 때문에 육류를 통해 단백질을 꾸준히 보충해 주어야 한다. 우리 몸에 꼭 필요한 필수 아미노산이 풍부한 어패류와 식이섬유, 요오드 함량이 높은 해조류의 섭취도 중요하다.

유태종 박사가 추천하는 장수 식품

육류 및 해조류·어패류

간

● 빈혈 예방 ● 스태미나 증강 ● 탈모 예방

음식을 먹고 난 뒤에 종종 '간에 기별도 가지 않았다.' 라는 표현을 하는 경우가 있다. 이는 섭취한 양이 적어서 먹은 것 같지 않음을 비유할 때 쓰는 말로, 은연중에 간의 중요성을 나타내고 있다.

동물의 왕 사자는 사냥해 온 먹이를 먹을 때 간을 가장 먼저 먹는다고 한다. 치열한 생존 경쟁에서 살아남으려면 강인한 스태미나가 필요할 것이다. 그런 면에서 간을 가장 먼저 먹는다는 것은 사자가 사람보다 더 본능적으로 영양학적 감각이 발달한 것으로도 볼 수 있다. 이처럼 간은 모든 동물의 물질대사의 중심이자 큰 화학 공장과 같은 장기로, 분해·합성·저장·해독·중화 등 만능에 가까운 작업을 하고 있다.

우리가 흔히 먹는 것은 소나 돼지고기의 간으로, 단백질과 비타민, 무기질이 풍부하여 빈혈을 예방하고 스태미나를 증강시키는 효과가 크다. 쇠고기의 단백가가 79인 데 비해 쇠간의 단백가는 89로 고기보다 더 높다. 50g의 간을 먹으면 하루에 필요한 비타민A보다 더 많은 양의 비타민A를 섭취할 수 있다. 양질의 단백질과 지질, 비타민B_2·B_6·철·구리·코발트·망간·인·칼슘 등 빈혈 예방과 스태미나 증강에 필요한 무기질까지

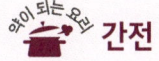 **간전**

재료 쇠간 200g, 소금·깨소금 각 1큰술씩, 후춧가루 약간, 메밀가루 3큰술, 식용유, 초간장

1 쇠간은 얇은 막을 벗기고 힘줄과 기름을 발라 낸 뒤 한 입 크기로 잘라 0.6cm 두께로 썬다. **2** 간에 소금을 고루 뿌려 주물러서 물에 헹구어 핏물을 뺀 뒤 채반에 건져 놓는다. **3** 간에 후춧가루를 뿌려 밑간을 한 뒤 메밀가루와 깨소금을 섞어 골고루 묻힌다. **4** 프라이팬을 달구어 기름을 넉넉히 두른 뒤 간을 올려 노릇노릇하게 지진다. **5** 전을 접시에 가지런히 담은 뒤 초간장과 함께 곁들인다.

한번에 섭취할 수 있으니 말 그대로 간을 먹으면 창고에 쌓여 있는 영양소를 그대로 흡수할 수 있다.

하지만 간은 부패가 잘되기 때문에 신선한 것을 고르는 지혜가 필요하다. 특히 특유의 냄새를 제거하는 것이 중요한데, 표면의 흰 막을 벗겨 낸 뒤 물에 1시간 정도 담가 핏물을 빼서 납작하게 썰어 우유에 30분 이상 담가 두어야 한다. 청주에 30분 정도 담갔다가 끓는물에 살짝 데쳐 이용해도 좋다.

쇠간은 탈모 예방 식품으로도 더 없이 귀중하다. 풍부한 비타민A가 모공이 각질화되어 머리가 빠지는 것을 막아 주고, 비타민B_2가 피부의 물질대사에 작용하고, 비타민B_6가 모발의 성장을 도와주기 때문이다. 식물성 단백질에 동물성 단백질을 보충하면 영양 효과가 더욱 높아지므로 동물성 식품인 간을 먹을 때는 채소를 함께 곁들어 먹는 것이 좋다.

게

● 암 억제 ● 고혈압 완화

게는 가을 생식기에 암컷의 등딱지 속에 단맛이 있는 장이 들 때가 가장 맛있다. 배에 알이 다닥다닥 붙은 산란기의 것이 좋다는 사람은 게 맛을 제대로 알지 못하는 사람이다. 배 모양으로 암컷과 수컷을 알 수 있는데 암컷이 배 뚜껑이 넓다.

게의 영양 성분을 보면 단백질 함량이 가장 높다. 이를 구성하는 아미노산은 로이신, 아르기닌, 발린, 라이신, 이소라이신, 메티오닌, 페닐알라닌, 히스티딘, 시스틴 등으로 필수 아미노산이 풍부하다. 반면 지질 함량은 낮아서 맛이 담백하고 소화성이 좋아 병후 회복기 환자나 체질적으로 허약한 사람, 기력이 쇠한 노인과 발육기에 있는 어린이의 영양식으로 좋다. 특히 고단백·저지방을 필요로 하는 비만증이나 고혈압, 간장병 환자에게 권할 만하다.

게를 비롯한 갑각류의 껍질에는 소화 흡수되지 않는 동물성 식이섬유인 '키틴'이라는 성분이 들어 있다. 키틴은 오징어나 조개류, 곤충의 외피, 세균의 세포막, 버섯 등에도 들어 있는데, 뜨거운 알칼리 용액에 담그면 키토산으로 바뀌고 약한 산에 녹는 성질이 있다. 키틴과 키토산을 총칭해서 '키틴질'이라 하는데, 게 껍질에 풍부한 키틴 성분인 키토올리고당이 면역의 활성

약이 되는 요리 꽃게탕

재료 꽃게 2마리, 조개 100g, 무 150g, 애호박 80g, 느타리버섯 80g, 미나리 8대, 풋고추 1개, 홍고추 1개, 굵은 파 1대 **양념** 고추장 1/2큰술, 고춧가루 2큰술, 다진 마늘 1큰술, 다진 생강 1작은술, 국간장 1큰술, 표고버섯가루 1큰술, 소금·후춧가루 약간

1 꽃게는 솔로 문질러 씻어서 등딱지를 떼고 모래주머니를 제거하여 깨끗이 손질한 뒤 4등분한다. **2** 조개는 소금물에 담가 해감을 토해 내게 하고, 무는 얄팍하게 썰어 놓는다. **3** 애호박은 반달 모양으로 썰고, 느타리는 물에 씻어 작은 것은 그대로 쓰고 굵은 것은 2등분한다. **4** 풋고추와 홍고추, 굵은 파는 어슷하게 썰고, 미나리는 3cm 길이로 자른다. **5** 분량의 양념을 넣고 골고루 섞어 양념장을 만든다. **6** 냄비에 물을 붓고 조개와 무를 넣고 끓이다가 무가 익으면 양념장을 풀고 꽃게를 넣어 끓인다. **7** 국물이 한소끔 끓어오르면 애호박, 느타리버섯, 파, 풋고추, 홍고추를 넣고 다시 한번 끓인다. **8** 거품을 수시로 걷어 낸 뒤 소금으로 간을 맞춘 다음 미나리를 넣고 불에서 내린다.

을 높여 암을 억제한다. 또 키틴 키토산은 창자에서 염분을 흡차하여 몸 밖으로 배출해 주기 때문에 염분의 과잉 섭취로 인한 고혈압에 효과가 있다. 하지만 게는 산성 식품이므로 알칼리성 식품인 채소와 함께 먹는 것이 좋다. 특히 피를 맑게 하고 무기질과 비타민이 풍부해 해독 작용이 뛰어난 미나리와 궁합이 잘 맞는다.

고등어

● 발육 촉진 ● 심장병 예방 ● 학습 능력 향상 ● 혈전 용해

고등어만큼 전세계인이 즐겨 먹는 생선도 드물 것이다. 우리나라에서도 국민 생선이라 부를 만큼 많이 먹는 생선으로 값은 저렴하지만 맛이 좋고 단백질과 지방질이 풍부해 일 년 내내 빠지지 않고 식탁에 오른다. 하지만 고등어는 가을에 가장 맛이 좋으며, 등쪽보다는 은백색을 띠는 배쪽이 지질 함량이 높아 더 맛있다.

고등어를 비롯한 꽁치·정어리 등 회유어는 수온이 10~22℃ 내외의 바다 위층에 주로 살기 때문에 강한 수압을 받지 않는다. 그래서 깊은 곳에 사는 생선보다 육질은 연한 반면 부패되기 쉽기 때문에 '고등어는 살아 있으면서도 썩는다.'는 말이 있을 정도다. 그래서 고등어는 가능하면 잡아서 바로 먹거나 선도 유지에 특별히 신경을 써야 한다.

고등어를 비롯한 꽁치, 정어리, 청어, 삼치 등의 등 푸른 생선에는 양질의 단백질과 EPA(eicosapentaenoic acid, 에이코사펜타엔산), DHA(docosahexaenoic acid, 도코사헥사에노산) 등의 각종 영양소가 풍부해 생활습관병 개선과 예방에 효과가 있다. 등 푸른 생선의 건강 효과는 지금까지 밝혀진 것으로도 충분한데, 심장을 튼튼하게 해 주므로 매주 2~3회 정도만 꾸준히 섭취해도

약이 되는 요리 고등어무조림

재료 간고등어 1마리, 고춧가루 1큰술, 무 300g, 파 1뿌리, 된장·간장·설탕 약간, 녹말가루 1작은술, 통깨 1작은술

1 간고등어를 깨끗하게 손질한다. **2** 냄비에 고등어가 약간 잠길 정도로 물을 넣은 뒤 된장을 푼다(짜지 않게 조금만 푼다). **3** 간장과 설탕으로 간을 한 뒤 불을 올려 한번 끓어오르면 고춧가루와 무, 파를 넣는다. **4** 국물이 자박자박해지면 녹말물(녹말가루 1작은술+물 2작은술)을 붓고 빨리 저어 준다. **5** 국물이 걸쭉해지면 완성. 위에 보기 좋게 참깨를 뿌린다.

심장병을 예방할 수 있다. 그래서 등 푸른 생선을 가리켜 '식탁 위의 청색 혁명'이라고 부른다. 특히 생선 기름은 치명적인 부정맥 위험을 감소시켜 심장마비 위험을 크게 낮춰 주고 전립선암 위험을 낮춰 준다. 또한 고등어에 들어 있는 비타민B와 철분은 혈액을 보충하고 혈액 순환을 좋게 하는 작용이 뛰어나다.

DHA는 치매 환자의 인지 능력을 높이고 망상 증세를 개선해 주는 효과가 있는데, 실제로 1주일에 1회 이상 생선을 먹는 노인은 거의 먹지 않거나 가끔 한 번씩 먹는 노인에 비해 알츠하이머병에 걸릴 위험이 60%나 낮다고 한다. 위를 튼튼하게 해 주고 체력을 증강시켜 주는 효과도 있어서 성장기에 있는 어린이나 기력이 쇠한 어른들에게도 매우 좋다. 단백질과 지방 외에도 칼슘, 나트륨, 비타민A·B·D 등의 영양소가 풍부하게 함유되어 있어 영양소를 골고루 섭취할 수 있다.

굴

● 정자 형성 ● 체질 개선 ● 뇌졸중 예방 ● 자양 강장

　바위에 붙어산다고 하여 석화(石花)라고도 부르는 굴은 전세계적으로 애용되는 식품으로, 어패류 중에서 여러 가지 영양소를 가장 이상적으로 갖고 있다는 의미에서 '바다의 우유'라고 불린다. 이러한 별명처럼 굴에는 비타민 B_1·B_2·B_6·B_{12}·니아신 등 10여 종의 비타민이 함유되어 있고, 카로틴·비타민 E·엽산도 풍부하다. 미네랄도 약 16종이나 들어 있어서 '비타민과 미네랄의 보고'라 할 만하다. 철분, 요오드, 인, 칼슘, 망간, 아연 등의 무기질도 풍부하다. 칼슘의 흡수를 돕는 마그네슘과 철분의 흡수를 돕는 구리, 미각과 후각 장애를 예방하는 아연도 매우 풍부하니 자양 식품인 것이 당연하다. 또 굴의 당질은 대부분이 글리코겐인데, 이 성분은 '동물성 녹말'이라는 별명이 붙을 정도로 소화 흡수가 잘되어 섭취 후 곧바로 에너지로 전환된다. 이러한 효과가 있어서 굴이 예부터 빈혈이나 간장병 환자의 체력 회복을 돕는 식이요법으로 이용되고, 강장 식품으로 인정받아 온 것으로 보인다.

　'굴을 먹어라, 그러면 더 오래 사랑하리라(Eat oysters, Love longer).'라는 서양 속담이 있다. 날음식을 즐기지 않는 서구인들도 생굴만은 천연 정력제로 즐겨 먹어 온 것을 보면 굴의 효

약이 되는 요리 굴부추전

재료 굴 200g, 부추 100g, 청·홍고추 각 1개, 밀가루 1컵, 달걀 2개, 들기름 2큰술

1 싱싱한 굴을 준비하여 소금물에 씻어 체에 밭쳐 물기를 제거한다. **2** 부추는 2cm 길이로 자르고, 고추는 씨를 털어 낸 뒤 가늘게 채 썬다. **3** 굴에 밀가루와 달걀 옷을 차례대로 입혀 프라이팬에 기름을 넉넉히 두른 뒤 바삭하게 부친다.

※ 오래 가열하면 굴에서 수분이 빠져나와 질척하고 맛이 없어지므로 가급적 빨리 먹는 것이 좋다.

능을 짐작할 수 있을 것이다. 한의학에서는 굴의 차가운 성질이 몸의 화(火)와 열을 식혀 주어 신경 쇠약과 뇌졸중, 불면증 등을 해소해 준다고 본다.

하지만 굴은 워낙 육질이 부드럽고 상하기 쉬우므로 신선할 때 먹는 것이 중요하다. 먹기 전에 레몬즙을 살짝 짜 넣으면 맛도 좋아지고 굴의 산성이 레몬의 알칼리성과 조화를 이루어 영양적으로도 더욱 우수해진다. 집에서 굴을 먹을 때 초장을 찍어 먹는 경우가 많은데, 이는 좋은 방법이다.

굴과 부추의 음식 궁합 굴과 부추를 함께 먹으면 서로의 상반된 성질을 보완해 주어 에너지 흡수율이 극대화된다. 굴의 차가운 성질이 위장을 자극해 탈이 나거나 설사 증세를 일으킬 징조가 보이면 부추의 따뜻한 성질이 차가워진 장을 달래 주어 소화 장애를 예방해 준다.

닭고기

● 체력 유지 ● 피부 미용 ● 임산부 보양식 ● 노약자 건강식

    요리 전문가들은 "식재료에 닭고기가 없는 것은 마치 화가가 캔버스 없이 그림을 그리는 것과 같다."고 말한다. 그만큼 닭은 모든 요리의 기본이다.

    닭고기는 소고기나 돼지고기 등의 다른 육류에 비해 섬유가 가늘고 연하며, 근육섬유에 지방이 섞여 있지 않아 맛이 담백하고 소화 흡수가 잘된다. 그래서 어린이, 노인, 회복기의 환자 할 것 없이 모두에게 권장되는 식품이다. 닭고기의 열량은 100g에 126kcal로, 310kcal인 돼지고기 삼겹살이나 224kcal인 쇠고기 등심에 비해 훨씬 낮아 사무직 근로자나 중년층에게 좋다. 껍질을 제거하고 살코기만 섭취하면 다이어트 중 체력을 유지하는 데도 큰 도움이 된다. 탄탄한 근육질 몸매를 자랑하는 연예인들의 식이요법에 닭가슴살이 빠지지 않는 것도 이 때문이다. 이는 체중 감량 시 양질의 단백질을 섭취하기 위한 것으로, 닭가슴살에는 다른 동물성 식품보다 훨씬 많은 단백질이 함유되어 있다. 필수 아미노산도 풍부하여 뇌신경 전달 물질의 활동을 촉진하고 스트레스에 대한 저항력을 높여 주는 효과도 있다.

    임산부의 경우 단백질과 양질의 지방을 섭취하는 것이 필수인데, 닭고기는 다른 육류에 비해 단백질 함량이 높고 소화가

약이 되는 요리 닭고기수삼냉채

재료 닭가슴살 4조각, 수삼 100g, 오이·당근·배 각 1/2개, 대추 5알, 잣 1큰술, 달걀 2개, 소금·후춧가루 약간 **잣소스** 잣가루 3큰술, 식초 3큰술, 설탕 2큰술, 겨자 1큰술, 물 1/2컵, 참기름 1/2큰술

1 닭가슴살을 깨끗이 씻어 소금과 후춧가루를 뿌려 밑간한 뒤 찜통에 넣어 익힌다. **2** 수삼은 깨끗이 씻어 5cm 길이로 채 썰고 오이, 당근, 배도 같은 길이로 채 썰어 놓는다. **3** 대추는 홈에 묻은 먼지를 깨끗이 제거한 뒤 돌려 깎아 채 썰고, 잣은 고깔을 떼어 놓는다. **4** 달걀은 소금간을 하여 황백 지단을 부쳐 5cm 길이로 채 썬다. **5** 볼에 잣소스 재료를 모두 넣고 골고루 섞어 소스를 만든다. **6** 닭가슴살을 손으로 찢는다. **7** 접시에 닭가슴살과 수삼, 채소를 골고루 담은 뒤 소스를 곁들이거나 살짝 무쳐서 담아 낸다.

잘되기 때문에 풍부한 영양을 필요로 하는 임산부에게도 안성맞춤이다.

또 날개 부위에는 콜라겐 성분이 들어 있어 피부 미용에도 탁월한 효과를 발휘한다. 콜라겐은 동물의 뼈·연골·껍질·힘줄에 함유된 섬유상 단백질로, 피부 표피 아래에 있는 두꺼운 긴 피의 약 90%가 콜라겐이다. 하지만 일상적인 식사만으로는 충분히 섭취할 수 없으며, 자외선과 노화에 의해 손실되는 만큼 별도로 섭취해야 한다. 콜라겐은 90% 이상이 단백질인 데 비해 지질은 1%도 안 된다. 그래서 크림이나 로션 등의 화장품에 배합하면 습윤 작용을 하고 피부에 탄력을 준다.

돼지고기

● 빈혈 예방 ● 해독 ● 진폐증 예방 ● 피로 회복

《동의보감》에 의하면 "돼지고기는 허약한 사람을 살찌우게 하고 음기를 보하며 성장기의 어린이나 노인들의 허약을 예방하는 데 좋은 약이 된다."고 하였다.

돼지고기에는 우리 몸에 꼭 필요한 필수 아미노산이 풍부한데, 그중에서도 비타민B_1이 쇠고기의 10배 이상 들어 있다. 피로 회복 비타민으로 불리는 티아민, 즉 비타민B_1이 부족하면 육체적 피로뿐만 아니라 의욕 상실, 집중력 저하 등의 증상이 나타나는데, 돼지고기는 비타민E와 B_1, B_2 함유량이 높아 이들 증상을 예방해 준다. 또 돼지고기에 들어 있는 철은 흡수율이 높아 철 결핍성 빈혈을 예방하고, 메티오닌 성분도 풍부하여 간장을 보호하고 피로를 풀어 준다. 인과 칼륨은 물론 각종 미네랄이 풍부하여 성장기 어린이와 수험생의 영양식으로도 좋다.

일본의 오키나와에는 장수자가 많기로 유명한데, 그들의 식탁에는 늘 돼지고기가 오른다. 1인당 돼지고기 소비량이 일본 본토의 10배에 이를 정도로 높은 편이다. 반면 소금 섭취량은 하루 평균 9g으로 본토 주민의 13g과 비교해 30% 이상 낮다. 그런 면에서 하루 소금 섭취량 20~25g, 육류 섭취량 80g 미만인 한국인에게 오키나와의 균형 잡힌 동물성 섭취 양상과 소금을

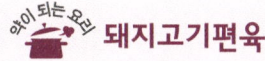 돼지고기편육

재료 돼지고기 목살 600g, 대파 1뿌리, 마늘 6쪽, 된장 1큰술, 새우젓 1큰술

1 무명실을 이용해 돼지고기를 단단히 묶는다. **2** 냄비에 대파와 통마늘, 된장을 넣고 물을 충분히 부은 뒤 팔팔 끓인다. **3** 국물이 끓으면 돼지고기를 넣고 끓이기 시작한다. 은근한 불에서 푹 삶아야 한다. **4** 돼지고기를 젓가락으로 찔러 보아 핏물이 나오지 않으면 다 익은 것이다. **5** 고기를 건져 잠시 식혀서 얇게 썰어 접시에 담은 뒤 새우젓과 함께 낸다.

적게 먹는 식생활 패턴이 시사하는 바는 크다.

돼지고기와 쇠고기는 가격 차이는 많이 나지만 아미노산의 질이나 양은 비슷하고, 단백가에서도 큰 차이가 없다. 특히 돼지고기의 지방은 쇠고기에 비해 지방산의 불포화도가 높고, 다가불포화 지방산 함량은 쇠고기의 2~6배나 된다. 값이 부담스러운 쇠고기 대신 돼지고기를 식탁에 자주 올릴 것을 권한다.

돼지고기와 새우젓의 음식 궁합 돼지고기는 소화되면 펩티드를 거쳐 아미노산으로 바뀌는데, 이때 필요한 것이 단백질 분해 효소인 프로테아제다. 그런데 새우젓이 발효되는 과정에서 많은 양의 프로테아제가 생성되어 소화제 구실을 한다. 지방을 섭취하면 췌장에서 나오는 리파아제라는 지방 분해 효소의 작용을 받는다. 그러면 지방은 가수분해되어 지방산과 글리세린으로 바뀌어 흡수된다. 새우젓에는 강력한 지방 분해 효소인 리파아제가 함유되어 있어 돼지고기가 소화되는 것을 도와준다. 이런 점에서 돼지고기에 새우젓을 찍어 먹는 것은 매우 합리적인 배합이다.

멸치

● 두뇌 발달 ● 신경 안정 ● 골다공증 예방

멸치만큼 밥상에 자주 오르는 생선도 드물 것이다. 산간 벽지에서도 동물성 단백질을 가장 손쉽게 섭취할 수 있는 식재료가 멸치다. 그래서 영양학에서는 뼈째 먹을 수 있는 생선의 대표적인 것으로 손꼽히고 있다. 특히 기름에 달달 볶아 간장과 설탕으로 맛을 낸 멸치볶음은 우리 밥상의 영원한 밑반찬이다.

멸치 하면 자연스럽게 칼슘이 떠오른다. 그도 그럴 것이 멸치에는 단백질과 칼슘 등 무기질이 풍부해서 어린이들의 성장발육과 갱년기 여성들의 골다공증 예방, 태아의 뼈 형성과 산모의 뼈 성분을 보충하는 데 탁월한 효과가 있기 때문이다. 어린이의 지능 발달에 도움이 되는 고도 불포화 지방산인 EPA와 DHA도 지방 중에 각각 9.2%와 14.1%나 들어 있어서 아이가 있는 집에서는 멸치 반찬이 필수다. 몸속에 칼슘이 부족해지면 신경이 불안정해져 불안증이나 우울증에 시달리기 쉽고 불면증까지 올 수 있는데, 마른 멸치는 신경을 안정시키는 효과가 있다. 멸치에 함유된 칼슘이 혈액이 산성화되는 것을 막아 주고 신경 전달을 원활하게 해 주기 때문이다.

또한 멸치에는 콜레스테롤을 억제하는 효과가 있다고 알려진 타우린도 다량 함유되어 있다. 이런 멸치의 효능은 우리나라에

> **익이 되는 요리 풋고추멸치볶음**
>
> 재료 풋고추 10개, 멸치 100g, 마늘 3쪽, 생강 1쪽 양념장 고추장 2큰술, 설탕 1큰술, 물엿 1큰술, 맛술 1큰술, 통깨·참기름 약간
>
> **1** 작은 크기의 멸치를 준비하여 머리와 내장을 떼어 내고 잡티를 제거한다. **2** 고추는 깨끗이 씻어 어슷하게 썬다. **3** 프라이팬에 멸치를 넣고 먼저 볶아 멸치의 수분을 제거한다. **4** 고추를 넣은 뒤 양념장을 넣고 함께 볶아 통깨와 참기름으로 마무리한다.

서 가장 오래된 해양 생물학 서적인 정약전(丁若銓, 1760~1816)의 《자산어보(玆山漁譜)》에도 기록되어 있다.

 멸치는 갓 잡아 올려 싱싱한 것을 조림이나 소금구이 등으로 이용하기도 하지만 우리나라에서는 주로 마른 멸치는 반찬으로, 생물은 젓갈로 담아 김치의 조미료로 이용한다. 마른 멸치 중에서도 굵은 것은 주로 국물을 내는 데 쓰고, 중간 크기와 작은 것은 반찬용으로 조려서 먹는다. 멸치 국물의 감칠맛은 여러 종류의 아미노산 때문인데, 그중에서 글루타민산 함량이 높다.

멸치와 풋고추의 음식 궁합 멸치에 들어 있는 지방 성분은 풋고추에 함유된 베타카로틴의 흡수를 높여 준다. 또한 풋고추는 멸치에 들어 있지 않은 비타민C가 감귤의 2배 이상인 데다 모세 혈관과 연골, 결합 조직을 튼튼하게 하는 생리 작용을 한다. 그래서 풋고추와 멸치를 함께 요리해 먹으면 서로에게 부족한 성분이 보충되어 영양을 극대화할 수 있다. 풋고추에 풍부한 베타카로틴은 피부와 점막을 건강하게 유지하며, 빛이 약한 곳에서 시력을 유지하게 하는 생리 작용을 하는 중요 영양소다.

문어

● 간 보호 ● 숙취 해소

　문어는 낙지과에 속하는 연체 동물 가운데 머리가 가장 좋은 것으로 알려져 있다. 욕심도 많아서 큰 조개나 게, 새우를 요령 있게 잡아먹는다. 또 강적을 만나면 보호색으로 자신을 숨기고 급하면 먹물을 뿜으면서 도망친다. 게다가 낙지 종류 가운데 몸집이 가장 크다. 발의 길이가 몸통의 4~5배에 이르고, 수컷의 오른쪽 세 번째 발이 생식기 역할을 한다. 사람들이 머리라고 생각하는 둥근 부분은 동체로, 여기에 내장이 들어 있다. 머리는 동체와 다리 사이에 있는 작은 부분으로, 그 속에 뇌가 있다. 이처럼 생김새가 이상해서 문어에 대해서는 옛날부터 많은 말이 있었다.

　문어는 초밥, 백숙, 숙회, 오림, 장아찌 등 술안주와 반찬으로 유용하게 이용된다. 우리나라에서는 문어, 백문어, 피문어 등이 잡히는데, 난소가 성숙할 때 맛이 가장 좋다. 문어는 대개 날 것으로 먹지 않고 익혀 먹거나 말려서 먹는다. 하지만 문어의 살은 단단해서 씹는 맛은 좋아도 소화가 잘 안 된다는 것이 흠이다. 문어가 다른 식품에 비해 민간요법으로 이용되는 것이 드문 것도 이러한 이유가 아닌가 생각된다.

　문어를 삶으면 붉은 빛이 되는데 이는 문어가 삶아지면서 육

약이 되는 요리 문어숙회

재료 문어 1마리(1.3kg), 무 200g, 물, 초고추장

1 문어를 준비하여 머리와 내장을 깨끗이 제거한다. **2** 밀가루를 뿌려서 바작바작 주물러 씻어 빨판 사이에 있는 이물질까지 완전히 제거한다. **3** 문어를 손질하는 동안 냄비에 무와 물을 넣고 팔팔 끓인 뒤 손질한 문어를 넣고 익힌다. **4** 문어가 붉은 색이 되고 젓가락으로 무를 찔러 보아 쑥 들어가면 익은 것이다. **5** 문어를 한 입 크기로 잘라 초고추장에 찍어 먹는다.

※ 문어를 삶을 때 무를 넣으면 살이 단단하지 않고 부드러워진다. 문어를 삶고 난 물도 버리지 말고 먹고, 해물탕 등의 다른 요리에 육수로 써도 좋다.

조직에서 염기성 물질이 녹아 나와 용액이 알칼리성으로 되어 색소 세포에서 포도주색의 색소와 같은 온모크롬이라는 성분이 물들기 때문이다. 또 문어 추출물에는 약 0.5%의 타우린 성분도 들어 있다. 타우린은 단백질을 만들지 않는 단독 아미노산으로, 문어의 독특한 맛을 내 주는 성분이기도 하다. 간을 보호하는 특성을 가지고 있으므로 술을 자주 먹는 사람은 문어를 많이 먹는 것이 좋다.

문어와 고사리 대표적인 산나물인 고사리는 나물로 많이 먹는데, 제사상의 제물인 단단한 문어를 먹고 고사리 나물을 먹으면 배탈이 나는 경우가 종종 있다. 고사리는 섬유질 함량이 3%가 넘기 때문에 위장이 약한 사람이 먹으면 소화 불량을 일으키기 쉽다. 그래서 고사리와 문어는 궁합이 맞지 않는다고 한다.

미꾸라지

● 원기 보강　● 피부 미용　● 골다공증 예방　● 수술 후 회복식

　예부터 뱀장어와 함께 원기를 돋우는 대표적인 식품으로 여겨져 온 미꾸라지는 양질의 우수한 단백질이 많고 칼슘과 비타민A · B_2 · D가 풍부해 스태미나를 보강해 주는 강장 · 강정 식품으로 손꼽힌다. 반면 지질 함량은 겨우 2%에 불과하여 다이어트와 당뇨식으로도 좋다. 비타민A 함량은 뱀장어의 1/8 정도에 불과하지만 어류치고는 많은 편이다. 그중에서도 미꾸라지에 특히 많이 함유되어 있는 비타민은 B_2로 어패류 가운데 최고다. 비타민B_2는 아미노산과 지방, 탄수화물의 대사에 관여하는 성분으로, 부족하면 대사 이상과 성장 장애를 초래한다. 피곤하거나 감기에 걸렸을 때 구내염이나 구각염 등의 잇몸 질환과 각막염 등의 증상이 나타나는 것도 비타민B_2가 부족하기 때문이다. 비타민B_2는 피부에도 중요한 영양소이므로 아름다운 피부를 유지하기 위해서는 평소에 식품을 통해 충분히 섭취하는 것이 좋다. 그 밖에 비타민B_1과 니아신, 비타민E도 많이 들어 있어서 피부의 노화를 방지하는 데 기여한다.

　미꾸라지는 겨울에는 흙탕물 속에서 먹이를 먹지 않고 동면하기 때문에 살이 빠져 맛이 없다. 하지만 산란기를 앞둔 봄에는 먹이를 많이 먹고 살쪄 있는 상태라 기름기가 풍부해 맛이

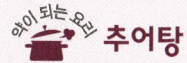 **추어탕**

재료 미꾸라지 100g, 시래기 50g, 갓 20g, 생강·후춧가루 또는 산초 가루, 고추장·된장·고춧가루 각 1작은술, 마늘 1쪽

1 뚜껑이 있는 그릇에 미꾸라지를 담고 굵은 소금을 뿌려 해 감한 뒤 헹구어 물에 넣고 푹 삶는다. **2** 국물에 체에 밭친 미꾸라지 살을 넣고 된장과 고추장으로 간을 맞춘다. **3** 미꾸라지에 생강과 후춧가루를 넣고 파, 시래기, 갓을 채 썰어 한꺼번에 넣은 뒤 푹 끓인다. **4** 후춧가루나 산초 가루를 곁들인다.

좋다. 따라서 미꾸라지 요리인 추어탕은 늦여름과 가을에 먹어야 그 풍부한 맛을 더욱 음미할 수 있다. 게다가 추어탕은 미꾸라지의 내장까지 함께 끓여서 조리하므로 비타민A와 D가 거의 손실되지 않는다. 또 뼈까지 먹기 때문에 칼슘 부족이 염려되는 우리 식생활에서 중요한 무기질 공급원 역할을 하고 골다공증 예방 효과도 있다.

위장에 부담을 주지 않고 소화가 잘되므로 노년기에 소화력이 저하되어 있거나 병후 회복기, 수술 전후에 기력을 회복하고 싶을 때 영양식으로 먹으면 좋다. 추어탕의 비린내를 제거하기 위해 방앗잎이나 후춧가루 등의 향채나 향신료를 첨가하는데, 추어탕은 산초와 궁합이 가장 잘 맞는다. 먹기 직전에 산초를 넣으면 비린내가 제거되고 맛도 더 좋아진다.

바지락

● 원기 회복　● 저혈압 개선　● 알코올성 지방간 예방

발에 밟힐 때마다 '바지락 바지락' 하는 소리가 난다고 하여 이름이 붙은 바지락은 굴과 홍합 다음으로 많이 생산되는 어패류다. 산란 후 글리코겐이 증가하는 2~4월경에 가장 맛이 좋지만, '복더위 바지락은 보약'이라고 할 만큼 여름에 더위로 인해 기력이 떨어졌을 때 먹으면 좋다. '겨울 바지락, 복더위 바지락'이라는 말은 한겨울과 한여름처럼 건강을 잃기 쉬운 계절에 바지락을 먹어 체력을 보충한다는 의미다.

바지락에는 무엇보다도 필수 아미노산이 풍부하다. 필수 아미노산은 체내에서 만들어지지 않기 때문에 음식을 통해 섭취해야 한다. 필수 아미노산을 충분히 섭취하지 못하면 단백질이 제대로 생성되지 않아 몸에 이상이 온다. 특히 바지락에는 철분과 아연이 풍부하여 노약자나 어린이, 임산부의 영양식으로 좋다. 저혈압이 있는 사람에게도 좋아서 꾸준히 먹으면 혈색도 좋아지고 피부도 매끈해진다. 바지락 국물은 황달에 걸린 사람에게 좋다는 말이 있는데, 이는 바지락에 담즙 분비를 촉진하고 간장 기능을 활발하게 해 주는 효과가 있기 때문이다. 또 바지락을 듬뿍 넣은 해장국을 먹으면 알코올성 지방간을 어느 정도 예방할 수 있다. 체질적으로 간 기능이 약한 사람이 자주 먹어

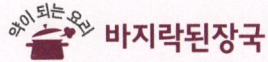

바지락된장국

재료 바지락 1봉지, 된장 1큰술, 시래기 200g, 두부 1/4모, 파 약간, 마늘 2쪽

1 바지락은 하룻밤 정도 물에 담가 해감한다. **2** 바지락을 냄비에 넣고 된장과 쇠고기를 함께 넣고 한소끔 끓인다. **3** 국물이 끓어오르면 시래기와 두부를 넣고 다시 한번 끓인다. **4** 파와 마늘을 넣고 살짝 끓인다. 된장으로만 간을 해야 깔끔하고 구수한 맛이 난다.

도 좋다. 메티오닌과 시스틴 등의 필수 아미노산과 타우린, 비타민B_2·B_{12} 등이 풍부해서 간 기능을 항진시켜 주기 때문이다. 또한 바지락에는 칼슘이 많이 함유되어 있으며, 인과의 비율도 좋다. 체내에서 몸속에 들어가 비타민D로 바뀌는 프로비타민D와 아연도 풍부하여 스트레스를 해소하는 데 도움이 된다. 특히 철분과 철분 흡수를 돕는 구리도 많이 들어 있어 빈혈을 예방하는 데 좋다.

바지락은 맛이나 영양 면에서 된장에 풀어 국으로 먹는 것이 가장 좋다. 된장의 효소가 바지락의 담백한 맛을 더욱 강화해 주기 때문이다.

약으로 쓰는 바지락 껍데기 바지락 껍데기는 칼슘 덩어리다. 몸이 허약해 식은땀을 자주 흘리는 사람은 바지락 껍데기를 말려 가루를 내어 헝겊 주머니에 넣고 달여서 차처럼 수시로 마시면 좋다. 식은땀을 많이 흘리는 사람에게도 좋다.

새우

● 혈액 순환 촉진 ● 생활습관병 예방 ● 정력 증강 ● 노화 방지

새우는 칼슘이 매우 풍부하고 식품 자체에 혈중 콜레스테롤 수치를 떨어뜨리는 타우린이 풍부하게 들어 있어서 노화를 방지하고 몸속의 노폐물을 제거하며 고혈압을 비롯한 각종 생활습관병에 탁월한 효과를 발휘한다. 비타민도 풍부하여 어린이의 성장 발육은 물론 미용 효과도 만점이다.

새우는 강장 식품으로 손꼽히는데, 그 이유는 양질의 단백질과 칼슘을 비롯한 무기질, 비타민B 복합체 등이 풍부하기 때문이다. 번식력이 왕성하다는 것도 강장 효과가 있다는 데 일조한다. 새우 종류 중에는 한 번에 10만 개 이상을 산란하는 것도 있는데, 그래서 여러 물고기의 먹이가 되면서도 멸종하지 않는 것이다.

한방에서는 신장을 매우 중시하는데, 신장에 좋은 음식은 혈액 순환을 좋게 하여 기력을 충실하게 함으로써 양기를 돋운다. 새우는 이에 적합한 식품으로, 예부터 남성의 양기를 북돋아 주는 식품으로 인식되어 '총각은 새우를 삼가야 한다.'는 말이 있었고, 중국에서는 '혼자 여행할 때는 여행지에서 새우를 먹지 말라.'는 말이 의서(醫書)를 통해 전해 오고 있다.

최근에 주목 받고 있는 것은 새우의 꼬리와 게의 껍질 등에

약이 되는 요리 새우표고꼬치구이

재료 중하 6마리, 표고버섯 2개, 중파 2뿌리 양념 고춧가루 1큰술, 다진 마늘 1/2작은술, 올리브유 1작은술, 소금 1작은술, 설탕, 물엿

1 새우는 옅은 소금물에 살살 흔들어 씻어 머리를 떼어내고 등쪽에 있는 내장을 제거한다. **2** 표고버섯은 소금을 약간 넣은 미지근한 물에 불려 기둥을 떼어낸다. **3** 파는 뿌리를 제거하고 깨끗이 씻어서 새우와 같은 길이로 자른다. **4** 양념장 재료를 골고루 섞어 꼬치구이에 바를 양념장을 만든다. **5** 꼬치에 새우와 표고버섯, 파를 차례대로 끼워 솔을 이용해 양념장을 발라 그릴에 굽는다.

함유되어 있는 동물성 섬유질인 키틴과 키토산이다. 동물 실험 결과 이들 성분이 암 억제 효과가 뛰어나다는 사실이 밝혀졌다. 또한 장 속에 있는 유해 물질을 흡수하는 즉시 몸 밖으로 배출해 주어 면역력과 자연 치유력을 향상시켜 준다는 사실도 확인되었다. 보통 새우를 먹을 때 머리와 꼬리는 잘라내고 먹는 경우가 많은데 바삭하게 튀겨서 꼬리까지 남김없이 먹으면 암 예방은 물론 칼슘도 보충할 수 있다.

천연 조미료

새우 스태미나 보충에 좋으며 특유의 맛을 지녔다. 해물 요리나 국, 찌개에 넣으면 고소하고 향긋한 맛이 난다.
멸치 칼슘이 풍부하고 맛이 구수해져 국, 찌개, 나물 무침, 조림에 이용한다.
다시마 미네랄과 섬유질이 풍부하고, 음식 맛을 개운하고 깔끔하게 한다.
버섯 항암 작용을 도우며, 향이 강해 조금씩만 넣어도 충분하다.

쇠고기

● 빈혈 개선　● 근육 강화　● 냉증 개선　● 위장 강화

　우육(牛肉)이라고도 하는 쇠고기는 양질의 단백질과 비타민 A·B₁·B₂ 등을 함유한 영양가 높은 식품이다. 돼지고기에 비해 철이 특히 많아 빈혈에 효과가 있을 뿐만 아니라 필수 아미노산이 풍부해 영양 불량에 의한 부종을 줄여 주고 다리와 허리 근육을 강화해 준다.

　쇠고기의 영양 성분은 흡수가 잘 되는 데다 다른 식품에 비해 적은 양만 먹어도 필요한 영양 성분이 모두 해결되는 고농축 영양 덩어리다. 그래서 하루에 100g 정도만 먹어도 단백질과 아연, 비타민B₁₂, 셀레늄 등 양질의 영양분을 보충할 수 있다. 참고로 쇠고기 85g에 들어 있는 아연 함량은 100g짜리 참치 12캔 또는 닭가슴살 8쪽(400g)을 먹어야 섭취할 수 있는 양이다. 이 점만 보아도 쇠고기에 얼마나 많은 양의 영양소가 농축되어 있는지 알 수 있을 것이다. 또 일반적으로 육류를 먹으면 몸이 따뜻해지는데 쇠고기는 돼지고기보다 그 작용이 강해 냉증에 좋고, 위장 기능을 돕는 작용도 있어 위장이 냉해서 나타나는 설사와 식욕 부진 등에도 효과가 있다.

　그러나 쇠고기는 콜레스테롤 함량이 높으므로 콜레스테롤 수치가 높거나 걱정되는 사람은 섭취에 주의해야 한다. 비만인 사

키위불고기

재료 쇠고기(불고기용) 300g, 팽이버섯 1봉, 대파 1대, 양파 1/2개 **양념** 간장 3큰술, 설탕·키위즙 각 1큰술, 다진 마늘·청주 각 1/2큰술, 참기름·깨소금 1작은술, 소금·후춧가루 약간 **육수** 다시마 20cm, 맛술 2큰술, 가다랑어포 2큰술, 간장 1작은술, 물 1컵

1 불고기감을 준비하여 키친타월에 올려 핏물을 뺀 뒤 3~4cm 길이로 썬다. **2** 팽이버섯은 밑동을 자르고, 대파와 양파는 굵게 채 썰어 놓는다. **3** 볼에 양념을 넣고 골고루 섞은 뒤 준비해 둔 고기를 넣고 잘 버무려 냉장고에 재운다. **4** 다시마, 맛술, 가다랑어포, 간장, 물을 넣고 육수를 만든다. **5** 우묵한 팬을 불에 올린 뒤 육수를 붓고 고기를 평평하게 얹어 익힌다. **6** 고기가 반 정도 익으면 팽이버섯, 파, 양파를 올려 함께 볶는다.

※ 키위에는 고기를 연하게 해 주는 성분이 들어 있어서 육류 요리를 할 때 키위를 넣으면 고기 맛이 더욱 부드럽고 연해진다.

람은 먹더라도 기름기를 제거한 뒤 살코기만 먹는 것이 콜레스테롤의 피해를 줄일 수 있고 스태미나도 증강시킬 수 있다.

하지만 쇠고기는 비타민 함량이 고르지 못하기 때문에 먹을 때는 비타민과 무기질이 균형 잡히도록 신경 써서 먹는 것이 중요하다. 그래서 채소와 곁들이는 것이 적합한데, 그중에서도 영양의 균형이 맞고 맛에도 좋은 것이 두릅이다. 두릅은 단백질과 무기질이 풍부하고, 비타민C 함량도 높아 쇠고기와 함께 먹으면 서로에게 부족한 영양분을 보충할 수 있다. 동물성 식품과 식물성 식품이 조화되었다는 점에서도 궁합이 잘 맞는다.

연어

● 피부 미용 ● 동맥경화 예방 ● 신경 안정 ● 불임증 개선

　연어는 바다에서 살다 산란을 위해 자신이 태어난 하천으로 돌아오는 습성을 가지고 있는 모천 회귀 생선으로, 일생에 단 한 번 산란하고 죽는다. 우리나라의 경우 매년 가을이면 동해안 북부 명파천에서부터 양양 남대천, 삼척 오십천, 울진 왕피천을 중심으로 낙동강에 이르기까지 동해안과 남해안 하천으로 회귀해 온다.

　연어는 머리끝에서 꼬리까지 하나도 남김없이 먹을 수 있는 생선으로, 지방 함량이 적고 맛이 담백하여 다이어트 식품으로 그만이다. 서양의 5대 진미(珍味) 가운데 하나이자 미국의 《타임》지가 선정한 10대 건강 식품에 동물군으로서는 유일하게 이름을 올릴 만큼 맛과 영양을 고루 갖춘 식품이기도 하다.

　연어는 흰살 생선에 비해 지질 함량이 높고, 피로를 예방하는 비타민B_1·B_2, 니아신 등의 비타민B군과 비타민D가 풍부하여 피부 미용과 정신 건강에 좋다. 비타민D가 들어 있는 어류는 흔치 않은데, 연어에는 함유되어 있어서 칼슘이 흡수되는 것을 도와주기 때문에 골다공증이 걱정되거나 골절에 대한 우려가 있는 사람이 먹으면 도움이 된다. 또 헤모글로빈 생성에 좋은 페닐알라닌을 다량 함유하고 있다. 살에는 필수 아미노산이 풍

> **약이 되는 요리 · 연어된장구이**
>
> 재료 연어 3토막, 일본 된장(미소) 1큰술, 청주 1큰술, 다시마 우린 물 2큰술
>
> **1** 슬라이스된 연어를 준비해 표면에 2~3군데 정도 칼집을 낸다. **2** 그릇에 다시마 우린 물과 맛술을 넣고 멍울이 남지 않도록 된장을 잘 풀어 소스를 만든다. **3** 연어에 된장 소스를 골고루 바른 뒤 밀폐 용기에 담아 냉장고에 한나절 정도 숙성시킨다. **4** 달군 프라이팬에 연어를 올려 노릇노릇하게 구워 접시에 담아 낸다.

부하고, 지방에는 뇌를 건강하게 하고 동맥경화를 예방하는 DHA 등의 불포화 지방산이 많다.

또 연어의 붉은색은 가열해도 갈색으로 변하지 않고 고운 색을 그대로 유지하기 때문에 더욱 입맛을 자극한다. 이는 연어 근육에 아스타크산틴이라는 카로티노이드계 색소가 들어 있기 때문이다.

연어는 통후추와 찰떡 궁합을 이룬다. 그래서 연어 요리를 할 때는 향신료로 생 통후추를 곁들인다. 후추 특유의 독특한 매운맛 성분은 피페린과 샤비신에 의힌 것이다. 그래서 연어를 먹을 때 통후추를 함께 넣으면 독특한 향미와 매운맛이 더해져 연어를 더욱 맛있게 즐길 수 있다.

오징어

● 항암 · 항균 작용 ● 필수 아미노산 풍부

먹물을 가지고 있어 묵어(墨魚)라고도 부르며, 바다 위에 둥둥 떠 있다가 까마귀가 날다 쉬려고 앉으면 잡아먹는다고 해서 오적어(烏賊魚)라고도 부르는 오징어. 낙지와 생김새가 비슷하지만 머리 부분이 크고 삼각형의 지느러미가 있으며, 열 개의 다리 중 두 개는 길어서 먹이를 잡는 데 이용한다. 이 발을 촉각이라고도 하는데, 말하자면 오징어의 손이라고 할 수 있다. 흔히 사람들이 머리라고 착각하고 있는 삼각형의 지느러미는 헤엄칠 때 방향타의 역할을 한다.

우수한 단백질을 풍부하게 갖춘 오징어는 우리가 생각하는 것보다 영양가가 훨씬 높다. 특히 마른 오징어의 단백질 함량은 쇠고기의 3배 이상으로, 육류나 생선에 비해 질적인 면에서도 절대 뒤지지 않는다. 단백질의 영양 가치를 숫자로 나타낸 단백가가 70 이상이면 양질의 단백질이라고 보는데, 오징어는 83에 이른다. 게다가 우리가 주식으로 하는 쌀이나 밀가루 등의 곡류 단백질에는 적은 라이신이나 트레오닌, 트립토판 등 중요한 아미노산도 많이 함유되어 있어 아미노산을 보충하는 데 좋다.

최근에는 오징어 먹물에 항암 · 항균 효과가 있다는 사실이 밝혀지면서 한때는 음식을 지저분하게 보이게 하고 색과 맛에

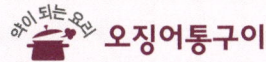
오징어통구이

재료 오징어 1마리, 알루미늄 호일, 초고추장

1 싱싱한 오징어를 준비하여 다리의 빨판을 손으로 씻어 낸 뒤 물에 씻어서 물기를 닦아 둔다. **2** 알루미늄 호일로 오징어를 감싼다. 호일이 찢어지지 않도록 두 겹 이상 감싸야 증기가 빠져나오지 않아 육즙이 풍부하고 촉촉하다. **3** 그릴을 달군 뒤 오징어를 넣고 뚜껑을 덮어 20분간 굽는다. **4** 적당한 크기로 썰어 접시에 담고 초고추장과 함께 낸다.

영향을 준다는 이유로 버려지던 오징어 먹물도 큰 인기를 끌고 있다. 일본 대학의 한 연구팀이 오징어 갑골에서 항암 물질을 추출하여 복수암 세포에 투여한 결과 암세포의 성장률이 40~55%까지 억제한다는 사실을 밝혀 낸 것이다. 먹물은 오징어나 문어, 낙지 등에만 있는 특수한 기관인 먹즙낭에서 분비되는 검은 액체로, 주성분은 멜라닌(melanin)이다. 또 오징어 먹물에 들어 있는 뮤코 다당류인 일렉신(illexin)이라는 성분 역시 종양 억제 활성이 있다는 사실이 밝혀졌다. 그 덕분에 오징어 먹물 요리를 주메뉴로 하는 고급 식당이 늘어나고 있을 뿐만 아니라 식재료에도 먹물이 많이 첨가되고 있다.

 단, 위산 과다증이 있거나 소화 불량인 사람 또는 위궤양, 십이지장 궤양이 있는 사람은 삼가는 것이 좋다. 또 인산 함량이 높은 강한 산성 식품이므로 알칼리성 식품인 채소와 곁들여 먹을 것을 권한다.

장어

● 스태미나 증강 ● 모세혈관 강화

장어는 비타민A가 부족해지기 쉬운 여름철에 가장 좋은 식품으로 손꼽히는 생선이다. 그러나 진짜 장어의 맛은 강에서 3~4년 자란 장어가 산란을 하기 위해 강을 내려가 바다로 향하는 가을에 느낄 수 있다. 이때가 되면 장어 몸에 풍부한 영양이 저장되는데, 바다로 향하는 동안은 아무것도 먹지 않고 깊고 먼 바다로 헤엄쳐 간다. 그 힘과 정력이 도저히 상상이 가지 않을 정도여서 장어를 먹으면 그 힘이 그대로 전해지지 않을까 하는 심리적인 이유에서 장어를 찾게 되는 것이 아닐까 한다.

장어는 몸 길이가 60~1.5m 정도로, 종류가 약 20여 종에 이르며 뱀장어·붕장어·무태장어 등이 있다. 암컷 한 마리가 평균 720~1,270만 개의 알을 낳는데, 새끼 장어는 1년쯤 바다에서 생활하다가 민물로 올라와서 자란다.

뱀장어에는 지질과 인, 비타민 A, B_2, 니아신 등이 들어 있는데, 계절과 크기에 따라 영양소 함량의 변동이 심하다. 심지어 5~6년 정도 성장한 장어의 비타민A 함량은 쇠고기보다 1,000배나 많다. 특히 장어의 지질은 불포화 지방산으로, 소고기나 돼지고기에 들어 있는 지방과는 달리 모세혈관을 튼튼하게 하고 생기를 돋우어 준다. 당연히 양식보다는 자연산이 지방산의

맛이 되는 요리 장어구이

재료 장어 1마리, 생강 초절임, 깻잎 10장, 레몬 약간 **양념장** 장어 육수 1컵, 설탕 6큰술, 파·마늘·생강 저민 것 각 20g, 간장 8큰술, 고춧가루 4작은술, 고추장 1큰술, 후춧가루 약간, 물엿 2큰술, 청주 2큰술, 참기름 2작은술

1 장어를 깨끗하게 손질하여 7cm 길이로 잘라 껍질에 3~4군데 정도 칼집을 넣는다. **2** 깻잎은 깨끗이 씻어 물기를 제거한 뒤 동그랗게 말아 가늘게 채 썬다. **3** 냄비에 양념장 재료를 넣어 반으로 줄어들 때까지 끓인다. 육수는 구이에 이용되는 몸통을 제외한 머리와 꼬리 부분을 푹 삶아서 만든다. 면보에 거르면 국물이 더 깔끔해진다. **4** 장어 양면에 양념장을 골고루 발라 석쇠나 그릴에 굽는다. 굽는 도중 양념장을 3~4회 정도 발라 간이 골고루 배게 한다. **5** 구워진 장어를 접시에 담은 뒤 생각 초절임과 채 썬 깻잎, 레몬 조각을 함께 곁들인다.

조성 면에서 훨씬 뛰어나다. 그러나 장어도 다른 생선과 마찬가지로 산성 식품이므로 곁들이는 음식에 신경을 쓸 필요가 있다. 우리나라와 일본에서는 주로 구이로 이용하고, 중국에서는 산자현대이(蒜子炫大蟻)라고 하는 자양 강장 요리가 유명하다. 고기와 생선 요리를 먹고 난 뒤에 후식으로 생선을 먹는 일이 많은데, 장어를 먹고 복숭아를 먹으면 배탈이 나기 쉬우므로 주의해야 한다. 그 이유는 지방이 풍부한 장어를 소화하는 데 이상이 생기기 때문이다. 소화 기능이 약한 사람이나 어린이도 많이 먹지 않는 것이 좋다.

조개류

● 간 보호 ● 스태미나 증강

식욕도 없고 나른해지기 쉬운 이른 봄에 바지락이나 모시조개 같은 조개와 봄나물을 넣어 구수하게 끓인 된장국은 식욕을 돋우고 힘을 보충하는 데 최고다. 강정 식품, 즉 스태미나 식품으로 인기를 끌고 있는 식품이 많은데, 그중 간을 보해 주고 뛰어난 강정 효과까지 발휘하는 식품이 바로 조개류다.

조개는 대합, 바지락(가막조개), 모시조개, 피조개, 참조개, 홍합, 백합 등 종류가 매우 많다. 종류에 따라 성분은 조금씩 다르지만 단백질이 단연 많다는 점에서는 동일하다. 바지락이나 꼬막에는 비타민B 복합체인 B_{12}가 많고, 철분과 코발트 등의 조혈 성분이 들어 있어서 빈혈 증상을 완화하는 데 좋다. 재첩이나 재치조개, 죽조개 등도 성분이 비슷하다. 특히 조개는 필수 아미노산은 풍부한(그중 히스티닌과 라이신 함량이 많다) 반면 지질 함량은 낮아 맛이 담백하다. 게다가 당분인 글리코겐이 들어 있어 독특한 맛을 내 준다. 이러한 성분이 복합적으로 작용하기 때문에 간장 질환과 담석증 환자에게 좋은 것이다.

뜨거운 조개탕을 먹으면서 사람들은 시원하다고 하는데, 혀를 데일 것 같은 국물을 마시면서 시원하다고 하는 것은 다른 식품에서는 맛보지 못한 특별한 맛이 우러나오기 때문인 것으

쑥갓조개탕

재료 조개 2봉, 두부 1/2모, 청·홍고추 각 1개, 대파 1뿌리, 쑥갓 1/2 줌, 청주 15ml, 다진 마늘, 소금, 후추

1 조개를 미리 소금물에 담가 해감을 토해 내게 한다. **2** 두부는 정사각으로 썰고, 고추는 반을 갈라 씨를 제거한 뒤 어슷하게 썰고, 파는 큼직하게 4등분하고, 마늘은 다져 놓는다. **3** 냄비에 물을 붓고 조개와 파를 먼저 넣어 끓이다가 조개 입이 벌어지면 불을 끄고 조개를 건져낸 뒤 체에 국물을 한번 밭친다. **4** 걸러 낸 국물과 조개를 다시 넣고 다진 마늘과 두부를 넣어 끓이다가 고추와 쑥갓을 올리고 소금과 후추로 간하면 완성.

로 보인다. 조개탕의 시원한 맛은 단백질이 아닌 타우린, 베타인, 아미노산, 핵산류, 호박산 등에 의한 것이다. 이 중 타우린과 베타인은 강정 효과를 발휘하고, 호박산은 조개류 고유의 맛 성분인데 조개류가 가장 맛있는 철에 그 양이 최고가 된다. 또 술을 마시고 난 뒤 조개탕을 먹으면 속이 확 풀려 좋다고 하는데, 당연한 말이다. 술로 인해 혹사된 간장을 조개의 성분이 풀어 주고 보호해 주기 때문이다.

조개는 어패류인 만큼 부패되는 속도가 빠르기 때문에 보관에 주의해야 한다. 껍질째 단기간 보관할 때는 물이 잘 빠지는 그릇에 담아 물기를 완전히 제거한 뒤 통풍이 잘되고 약간 어둑한 곳에 두는 것이 좋고, 오랫동안 보관할 때는 말리거나 젓갈로 만들어 먹는 것이 좋다.

해초류(미역 & 다시마)

● 지혈 ● 생활습관병 예방 ● 항응혈 작용 ● 골다공증 예방

미역

 미역은 겨울 해초로 매년 12월부터 이듬해 3월까지 수확하여 귀한 날에 올리는 고유 식품 가운데 하나다. 우리나라에서 미역을 처음 먹은 것은 고려시대로 알려져 있다. 당시에는 바다에 고래 무리가 많았는데, 고래가 새끼를 낳은 뒤 미역을 뜯어 먹는 모습을 보고 산후 조리에 효과가 좋다는 것을 알고 그때부터 먹기 시작한 것으로 추측된다. 실제로 미역은 지혈과 자궁 수축을 돕고 피를 맑게 해 주며, 젖 분비를 촉진하는 요오드와 미네랄이 풍부해 산모에게 더 없이 좋은 식품이다.

 미역은 일반인에게도 매우 좋은 식품으로, 풍부한 섬유질이 장 속의 노폐물을 배출시켜 당뇨나 고혈압 등의 생활습관을 예방하고, 칼로리가 매우 낮아 다이어트에도 큰 도움이 된다. 베타카로틴도 들어 있어서 활성 산소를 억제해 주기 때문에 각종 암세포가 성장하는 것을 막아 주는 효과도 있다. 게다가 미역은 헤파린(heparin : 혈액이 응고되는 것을 막아 준다)과 매우 비슷한 항응혈 작용을 하기 때문에 혈액 중의 지방질을 깨끗하게 청소하여 혈액을 깨끗하게 하고, 우리 몸에 해로운 LDL 콜레스테롤을 감소시켜 준다.

약이 되는 요리 두부미역된장국

재료 미역 30g, 두부 1/2모, 된장 2큰술, 실파 1큰술, 소금, 후춧가루 약간

1 미역은 미지근한 물에 30분 이상 불려 주물러 씻어 거품을 제거한 뒤 짧게 자른다. **2** 두부는 1cm 크기로 썬다. **3** 냄비에 물을 붓고 된장을 푼 뒤 소금과 후춧가루를 넣고 끓이다가 두부와 미역을 넣고 한소끔 더 끓여 실파를 얹는다.

다시마

다시마는 단일 식품으로 먹기보다는 국물의 시원한 맛을 내기 위한 재료나 말려서 가루 내어 조미료로 쓰는 경우가 더 많다. 다시마는 비타민과 미네랄, 식이섬유가 풍부하고 열량이 낮아서 몸이 좋아할 만큼 원기를 준다. 특히 말린 다시마에는 칼슘과 철분이 풍부해 뼈의 성장 발육을 도와주고 골다공증에 좋으며, 암세포가 번식하는 막아 준다.

다시마에서 가장 주목할 성분은 요오드로, 다시마는 해조류 가운데 요오드 함량이 가장 높아 성장기 어린이의 발육을 촉진하고 성인의 기초 대사를 활발하게 해 준다. 요오드는 갑상선 호르몬의 주요 성분으로 각종 대사 활동을 원활하게 하여 에너지를 발산해 준다.

다시마의 끈끈한 점물질은 알긴산(alginic acid)이라는 당질로, 그것의 일종인 푸코이단(fucoidan)이 항암 효과를 발휘한다. 고지혈증과 동맥경화를 방지하고 장의 연동 운동을 촉진하여 노폐물이 배설되는 것을 도와 대장암을 예방하는 효과가 좋다.

―――――

참기름이나 들기름, 올리브유 등의 유지류와 땅콩, 호두 등의 견과류에는 몸에 좋은 불포화 지방산이 풍부하다. 콩이나 팥, 율무 등의 곡류를 통해 단백질과 에너지를 보충하고 백미 대신 현미를 주식으로 먹는 습관을 들이는 것이 중요하다.

―――――

유태종 박사가 추천하는 장수 식품
유지류 및 견과류 · 곡류

들기름

● 혈관 노화 방지 ● 피부 미용

들깨는 세계영양학회에서 권장하는 10대 영양 식품이자 한국·중국·일본 삼국에서 오래 전부터 애용해 동양의 허브다. 우리나라의 들깨(들기름과 깻잎 포함) 소비량은 세계 1위로, 나물을 무칠 때, 김을 구울 때, 전을 부칠 때, 그리고 양념장 등에 다양하게 이용하고 있다. 들깨에는 사람의 몸에서는 생성되지 않는 오메가-6 계열의 리놀레산과 고도의 불포화 지방산인 알파리놀산 함량이 63%로 기름 가운데 가장 높다.

들기름은 들깨나무의 열매인 들깨를 압착하여 만든 기름으로, 불포화 지방산이 많이 들어 있는 고급 유지류다. 공기 중에 놓아두면 쉽게 산화되는 특징이 있어 건성유(乾性油)라고도 부른다. 따라서 들기름은 오래 두지 말고 빨리 먹는 것이 좋다.

들기름을 먹을 때는 혈관이 노화되는 것을 걱정하지 않아도 된다. 동물성 지질을 먹더라도 참기름이나 들기름처럼 식물성 기름과 함께 먹으면 혈관을 막히게 하는 콜레스테롤이 생성되는 것을 막아 준다. 이는 식물성 지질이 동물성 지질과 정반대의 작용을 하기 때문이다.

피부가 고와지기를 바라는 사람도 들기름을 충분히 먹는 것이 좋다. 들깨와 참깨에 많이 들어 있는 리놀산이 피부 미용에

약이 되는 요리 들깨죽

재료 들깨 1/2컵, 불린 쌀 1컵, 물 6컵, 땅콩·잣 각 2큰술, 소금 약간

1 쌀을 깨끗이 씻어 물에 충분히 불린 뒤 믹서에 넣고 물을 조금씩 부어 가며 곱게 간다. **2** 들깨는 여러 번 씻어서 체에 받쳐 물기를 뺀 뒤 타지 않을 정도로 볶아 믹서에 갈아 체에 내려 거피된 가루를 받는다. **3** 땅콩과 잣은 칼등으로 눌러 다져 놓는다. 믹서에 넣어 갈아도 된다. **4** 갈아 놓은 쌀과 들깨가루, 물을 붓고 나무주걱으로 저어 가며 끓인다. **5** 쌀알이 잘 퍼지면 그릇에 담아 뜨거울 때 먹는다.

※ 환자의 회복식이나 노인의 보양식, 어린아이의 이유식으로 좋은 죽이다. 버섯을 넣으면 씹는 맛이 더해지고, 율무를 함께 넣어 끓여도 맛있다.

현저한 효과가 있기 때문이다. 비타민E와 F도 풍부해 여성의 건강과 미용에도 탁월한 효과를 발휘하므로 피부가 거친 사람, 주근깨나 기미가 많은 사람, 햇볕에 타서 피부가 까매진 사람, 임신 중인 사람, 두뇌를 많이 쓰는 사람, 머리카락에 윤기가 없는 사람도 들기름을 많이 먹을 것을 권한다. 비타민E와 F의 하루 필요량은 1~5mg 정도인데 들기름 1큰술이면 필요량을 충족시킬 수 있다.

깨끗이 씻은 들깨를 조리로 일어서 통풍이 잘되는 그늘에 말려 그대로 씹어 먹으면 그 어떤 강장제보다 뛰어나다고 한다. 하지만 소화 기능이 좋지 않은 사람은 굳이 이렇게 할 필요가 없다. 음식에 첨가해 먹는 것만으로도 충분하기 때문이다.

땅콩

● 콜레스테롤 억제 ● 필수 지방산 풍부

고소한 맛으로 입맛을 사로잡는 땅콩은 1800~1845년 사이에 중국을 통해 들어왔다. 중국에서 들어왔다고 하여 호콩이라고도 불리며, 가루받이가 끝난 씨방이 땅속으로 들어가 열매를 맺는다 하여 낙화생이라고도 한다.

땅콩은 주로 볶아서 간식으로 먹거나 땅콩버터의 재료로 쓰거나 과자 등에 원료로 쓰거나 식용유를 만드는 데 이용된다. 콩류 가운데 당질 함량이 가장 낮으며, 지방이 45~50%, 단백질 함량이 20~30%로 영양이 매우 풍부하다. 지질 가운데 가장 많은 비중을 차지하는 것은 불포화 지방산으로 그중에서도 리놀산과 아라키돈산 같은 필수 많은 것이 특징이다. 이들 필수 지방산은 고혈압의 원인이 되는 혈청 콜레스테롤 수치를 조절하고 혈관 벽에 콜레스테롤이 흡착하는 것을 막아 준다. 또 무기질인 인산이 레시틴 형태로 들어 있는데, 레시틴은 참깨나 들깨, 콩 등에 풍부하게 들어 있는 성분으로 부족해지면 정신 질환을 유발하는 매우 중요한 성분이다. 비타민 B_1 · E · F 함량도 풍부하여 스태미나 식품으로도 좋다.

하지만 이렇게 영양 효과가 높은 땅콩도 보관과 저장을 잘못하면 오히려 몸에 해로운 식품이 된다. 특히 껍질을 벗긴 상태

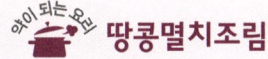 **땅콩멸치조림**

재료 : 멸치 2줌, 땅콩 1줌, 올리브유 1큰술, 간장 1큰술, 물 1큰술, 물엿 1큰술

1 멸치는 잡티를 골라내고, 땅콩은 껍질을 벗긴다. **2** 냄비에 간장, 청주, 물, 물엿을 넣고 끓여 조림장을 만든다. **3** 프라이팬에 올리브유를 두른 뒤 멸치와 땅콩을 넣고 볶는다. **4** 노릇하게 볶은 멸치에 준비한 조림장을 붓고 약한 불에 살짝 볶아 그릇에 담아 낸다.

※ 좋은 멸치는 전체적으로 뽀얗고 선명한 은빛이 난다. 검붉은 빛을 띠는 것은 산패된 것으로, 맛이 떨어지고 몸에도 좋지 않으므로 피해야 한다. 좀 더 매콤하게 즐기고 싶다면 청양고추를 다져 넣으면 된다.

에서 오랫동안 공기에 노출되면 지방이 산화되어 과산화 지질이 생성되므로 보관에 주의해야 한다. 그러므로 땅콩을 구입할 때는 조금 번거롭더라도 껍질이 있는 것을 구입하여 필요한 만큼만 조금씩 이용하는 것이 좋다. 특히 땅콩은 고온 다습한 곳에 두면 배아 근처에 검은 곰팡이가 피는데, 이 속에는 아플라톡신이라는 유해 성분이 들어 있으므로 주의해야 한다.

맥주와 땅콩? 맥주를 마실 때 가장 흔히 곁들이는 안주인 땅콩. 하지만 실제로 맥주와 땅콩은 궁합이 맞지 않는다. 특히 호프집에서 나오는 땅콩은 껍질이 벗겨진 상태인 경우가 많아 그 자체로 건강에 좋지 않다. 또한 맥주는 성질이 차가운 식품인 데 반해 땅콩은 평이하고, 맥주는 90% 이상이 수분인 반면 땅콩은 대부분이 지방이라 복통을 유발할 수 있다.

메밀

● 비만 예방 ● 심혈관 질환 및 생활습관병 예방

메밀은 징기스칸의 나라인 몽골이 원산지인 곡물로, 최근 들어 건강 식품으로 각광받고 있다. 단백질과 탄수화물을 비롯해 필수 아미노산, 비타민$B_1 \cdot B_2$, K, 인산 등의 유효 성분이 들어 있는데, 이 중 단백질 함량이 12~15%로 양과 질에서 쌀보다 뛰어나다. 아연, 구리, 칼륨, 철 등의 무기질도 풍부하고, 혈중 콜레스테롤을 억제하고 혈관이 노화되는 것을 막아 주는 올레산과 리놀산 등의 필수 지방산도 많이 들어 있다.

그중에서도 메밀을 대표하는 영양소는 비타민P의 일종인 루틴이다. 루틴은 모세혈관의 저항력을 높여 주고 고혈압으로 인한 뇌출혈과 혈관의 손상을 막아 주며, 혈압을 내려 주는 역할을 하므로 동맥경화나 당뇨, 암, 위장병, 간장병 신장병, 녹내장 등의 심혈관 질환과 생활습관병을 예방하는 데 도움이 된다.

특히 메밀 식이요법은 부작용이 없고, 허약한 사람과 비만인 사람에게 영양을 공급하는 동시에 치료를 겸하는 효과가 있으므로 꾸준히 먹는 것이 좋다. 위장염이나 대장염에는 노랗게 볶은 메밀가루를 달여 밥 먹기 전에 마시면 좋고, 이질이나 설사에는 메밀가루 8~10g을 설탕물에 녹여 밥 먹기 전에 먹으면 효과를 볼 수 있다. 머리가 어지럽고 무거운 두풍열이나 고혈압

🍲 약이 되는 요리 **메밀총떡**

재료 메밀가루 250g, 무생채 200g, 파·마늘 각 15g, 참기름 15ml, 깨소금 5g, 소금, 들기름

1 메밀가루에 소금을 넣고 물을 부어 묽은 상태로 만든다. **2** 무는 채 썰어 소금에 10분간 절여 고춧가루, 다진 파, 마늘, 까나리 액젓, 깨소금, 참기름을 넣고 양념하여 소를 만든다. **3** 팬에 들기름을 두른 뒤 메밀 반죽을 한 국자 떠서 얇게 편다. **4** 아랫면이 익으면 뒤집어서 소를 얹고 앞에서부터 돌돌 만다. **5** 약간 식혀서 먹기 좋은 크기로 썬다.

증상이 있는 사람은 메밀 껍질과 검은 콩, 녹두 껍질, 결명자, 국화초를 같은 비율로 섞어 베개에 넣고 베고 자면 머리와 눈이 맑아진다. 하지만 메밀은 성질이 차가우므로 소화기 계통이 차서 배앓이를 자주 하거나 음식으로 인한 탈이 자주 나는 사람은 섭취를 피하는 것이 좋다. 또 고서(古書)에 의하면 돼지고기나 양고기, 조기와 함께 먹으면 풍을 일으키고 눈썹과 머리카락이 빠진다고 하므로 조리할 때 신경 쓸 것을 권한다.

메밀과 무의 음식 궁합 메밀 껍질에는 살리실산(salicylic acid)과 벤질아민(benzyl amine)이라는 독성분이 들어 있다. 그래서 메밀이 처음 우리나라에 들어왔을 때 중국인이 한국인의 건강을 해칠 목적으로 메밀을 전파시켰다는 풍문이 나돌기도 했다. 하지만 무와 메밀을 함께 먹으면 독 성분을 제거할 수 있다. 섬유질과 비타민C, 효소가 풍부한 무가 메밀에 들어 있는 독을 효과적으로 제거해 주기 때문이다. 메밀 소바에 무즙을 곁들이고 냉면과 막국수에 무를 얇게 썬 김치를 함께 넣어 먹는 것도 이 때문이다.

밤

● 원기 충전 ● 노화 방지 ● 발육 촉진

폐백을 올릴 때 시부모님이나 시댁 어른들이 대추나 밤을 던진다. 이것은 내장 기능을 강화하고 관절염이나 여성의 냉증, 부인병에 효과적인 대추의 효능을 받아 신부가 아프지 않고 자손을 많이 생산하기를 바라는 마음과 기를 보하고 위장을 튼튼하게 하며 불로장수식으로 인식되어 온 대추처럼 자손만대 부귀를 누리고 영원히 행복하라는 기원을 동시에 담은 것이다.

이처럼 우리 민족은 오래 전부터 밤의 효능을 알고 있었고, 그런 영향인지 밤단자, 밤다식, 밤주악, 밤편, 밤엿 등 밤을 이용한 음식도 많이 발달했다. 실제로 밤은 5대 영양소를 골고루, 균형 있게 갖춘 건강 과실로, 특히 몸이 약한 사람들에게 좋은 영양 공급원이 된다. 원기를 북돋우고 소화 기관을 튼튼하게 하는 효과가 있어서 이유식과 회복식으로 많이 이용되고 있다.

《동의보감》에도 밤에 대해 "기운을 돋우고 위장을 강하게 하며, 정력을 보하고 사람의 식량이 된다."고 해 놓았다. 또 '양위건비(養胃健脾)'라 하여 위장과 비장의 기능을 좋게 하여 소화 기능을 촉진한다고 했다. 그럴 수밖에 없는 것이 밤에는 당질이 풍부하고, 칼륨, 철, 칼슘 등의 무기질과 양질의 단백질이 골고루 들어 있으며, 당질이 몸속에서 활용될 때 필요한 비타민 B_1

약이 되는 요리 밤죽

재료 밤 10개, 쌀 1컵, 물 5컵, 설탕·소금 약간

1 쌀을 씻어서 불린 다음 믹서에 곱게 간다. **2** 밤은 속껍질까지 깨끗이 벗겨 믹서에 물을 넣고 갈아 체에 한번 거른다. **3** 냄비에 밤과 쌀을 넣고 물을 부어 약한 불에 올려 끓인다. **4** 눌어붙지 않도록 서서히 저어 가면서 끓이다가 쌀이 퍼지면 완성. **5** 기호에 맞게 설탕과 소금을 넣어 먹는다.

이 쌀보다 4배나 많이 함유되어 있어서 피부를 윤기 있게 하고 노화를 방지하는 효과가 뛰어나다. 게다가 과일을 제외한 나무 열매 가운데 비타민C 함량이 가장 풍부하여 피부 미용과 피로 회복, 감기 예방에도 탁월한 효과가 있다. 특히 밤에 함유되어 있는 양질의 단백질과 탄수화물은 근력을 키우고 근육을 생성하는 데 도움을 준다. 그래서 성장기 아이들의 신체 발육에 좋고, 운동 선수처럼 근육을 많이 쓰는 사람들의 근육통이나 사지 무력감을 치료하는 데도 효과적이다. 걸음이 느린 어린아이나 나이 들어 하체에 힘이 빠진 노인들에게 껍질 벗긴 밤을 두충과 함께 달여 먹이면 다리에 힘이 생기고, 그냥 밤을 꾸준히 먹어도 다리 힘이 강해지는 효과를 볼 수 있다.

밤은 그냥 먹는 것보다 불에 구워 먹으면 과육이 부드러워져 소화가 더 잘된다. 배탈이 나거나 설사가 심할 때도 군밤을 씹어 먹으면 치료 효과를 볼 수 있다.

보리

● 당뇨 예방 및 치료 ● 골절 예방 ● 다이어트 ● 충치 예방

'오곡(五穀)의 장(長)'이라 불리는 보리는 쌀과 함께 주식으로 요긴하게 쓰이는 곡식으로, 쌀 다음 가는 중요한 식품이다. 하지만 소화율이 낮고, 탄닌계 물질이 함유되어 있어 맛이 쌀보다 약간 떨어지면 색이 약간 거무튀튀한 것이 단점이다. 그럼에도 불구하고 약효나 영양가는 쌀이나 밀가루보다 훨씬 뛰어나 밥이나 식혜, 누룩, 막걸리, 고추장, 수제비, 엿기름, 차에 이르기까지 쓰임이 매우 다양하다. 무엇보다 보리는 식이섬유와 비타민, 무기질이 풍부하여 쌀로 편중되어 있는 한국인의 식생활에 균형 잡힌 영양을 공급해 준다. 쌀밥만 편식하게 되면 체질이 산성화되어 소화 불량이나 피부가 거칠어지거나 두통이나 신장염 등의 증상이 나타날 수 있는데 보리를 섞어 먹으면 이들 증상을 개선할 수 있다. 혈중 콜레스테롤 농도를 감소시켜 고혈압을 예방하고, 당이 생성되는 것을 억제하여 당뇨병을 치료하고 예방하며, 무기질과 비타민이 풍부하며 열량이 낮아 다이어트에도 효과적이다.

보리의 식이섬유 함량은 쌀의 5배, 비타민 B_2 함량은 2배로, 위와 장의 점막을 튼튼하게 해 주고 피로를 풀어 주며 스트레스를 해소해 주는 효과가 뛰어나다. 비타민B군의 생성을 촉진하

보리미숫가루죽

재료 보리, 흰콩, 찹쌀, 들깨, 멥쌀, 소금 약간

1 보리, 흰콩, 찹쌀, 들깨, 멥쌀을 재빨리 씻어 건져 낸다. 물에 담그는 시간이 짧아야 붙지 않아 볶기 쉽다. **2** 곡식을 체에 밭쳐 물기를 제거한 뒤 센 불에 볶아 곱게 가루를 낸다 (방앗간을 이용해도 된다). **3** 준비한 미숫가루에 찬물을 2컵 부은 뒤 숟가락으로 저어 멍울이 생기지 않도록 잘 저어 준다. **4** 불려 놓은 쌀을 믹서에 갈아 냄비에 부은 뒤 주걱으로 계속 저어 가면서 끓인다. **5** 죽이 말갛게 익기 시작하면 빨리 저어 주면서 개어 놓은 미숫가루를 붓는다. **6** 불을 줄여 잠깐 더 끓이다가 불을 끈 뒤 기호에 맞게 소금간을 한다.

※ 깨가 들어가는 미숫가루는 많이 만들어 두면 산패할 염려가 있으므로 조금씩 만들어 냉장 또는 냉동 보관해 두고 먹는 것이 좋다. 깨를 따로 빻아 보관해 놓고 먹을 때마다 조금씩 섞어도 된다.

여 림프 조직을 튼튼하게 해 주는 비타민B_6, 뼈와 치아를 건강하게 하여 골절과 충치를 예방해 주는 칼슘도 풍부한 편이다. 장 속에 유익한 세균이 증식하는 것을 도와 발암 물질을 흡착하여 장암을 예방하고 암세포가 성장하는 것을 억제하는 베타글루칸(betaglucan) 성분도 들어 있다.

보리를 오랫동안 꾸준히 먹으면 머리카락이 희어지지 않고, 가루를 내어 먹으면 체중을 줄일 수 있으며, 죽을 쑤어 먹으면 장에 이롭기 때문에 매일 한 끼씩 먹으면 보약 못지 않은 효과를 볼 수 있다. 특히 보리를 가루로 만들어 먹으면 소화율이 12.8%나 증가하므로 더욱 효과적이다.

옥수수

● 노화 예방　● 고지혈증 예방　● 잇몸 질환 예방 및 치료

　옥수수는 원래 더운 여름에서 초가을에 걸쳐 즐겨 먹는 간식이지만 지금은 사시사철 먹을 수 있을 만큼 친숙한 식품이 되었다. 현대인들이 아침 대용으로 즐겨 먹는 콘플레이크의 주원료도 옥수수다.
　강원도의 대표 작물로 알려진 옥수수는 척박한 땅에서도 잘 자라고, 성장 기간이 짧다는 것이 특징이다. 주성분은 탄수화물로 그중 대부분이 녹말인데, 그 질이 우수해서 녹말만을 뽑아 술을 만들거나 가공하여 과자나 빵 등의 여러 가지 식품을 만든다. 이렇게 옥수수에서 뽑을 녹말을 콘스타치(옥수수 녹말)라고 한다. 이처럼 옥수수는 녹말 성분의 탄수화물이 풍부하여 곡물로써의 역할은 할 수 있지만 단백질의 질이 낮고 비타민 함량이 부족하여 주식보다는 기호 식품으로 이용하는 것이 좋다. 또한 옥수수의 씨눈에는 지질이 풍부하여 식용유로도 인기가 높다. 옥수수 기름은 콩기름과 비슷한 점이 많은데 특히 피부가 건조해지고 노화되는 것을 예방해 주는 비타민E, 즉 토코페롤이 많이 들어 있어 피부 미용에 좋으며, 불포화 지방산이 풍부하여 고지혈증 등을 예방하는 효과가 있다.
　옥수수는 한의학에서도 훌륭한 약재로 이용되고 있다. 특히

약이 되는 요리 올챙이국수

재료 옥수수 **양념장** 간장, 고춧가루, 파, 마늘, 들기름

1 옥수수를 준비하여 하루 동안 정도 물에 물려 믹서에 넣고 곱게 갈아 체에 밭친다. **2** 걸러낸 옥수수를 냄비에 넣고 눌어붙지 않도록 저어 가면서 약한 불에서 끓인다. **3** 찬물 위에 틀(구멍 낸 바가지나 굵은 체)을 얹은 뒤 끓인 옥수수를 틀에 붓고 위에서 누른다. **4** 뚝뚝 끊어진 올챙이 국수를 물에서 건져 대접에 담는다. **5** 양념장을 얹어 비벼 먹는다. 양념의 양을 줄이고 시원한 열무김치를 얹어 먹어도 맛있다.

신장 기능이 약하여 몸이 붓는 병에 많이 처방된다. 《본초강목》에 의하면 "옥수수는 속을 고르게 하고 위장을 돕는다. 뿌리와 잎은 소변을 잘 보지 못할 때 달여 마신다."라고 되어 있다. 특히 신장병을 치료하고 몸이 붓는 것을 막아 주는 효과가 있으므로 하루 한 끼 정도 옥수수로 죽을 쑤어 먹으면 신장을 보할 수 있다.

옥수수 수염도 좋은 약재다. 소변을 잘 나오게 하고 열을 내리는 성질이 있어 이뇨제로 많이 이용될 뿐만 아니라 신장염이나 당뇨병, 방광염 등의 치료에도 두루 이용된다. 신장에 무리를 주지 않고 이뇨 작용을 돕기 때문에 비만을 예방하고 치료하는 데도 효과를 볼 수 있다. 옥수수 수염을 깨끗이 씻어 그늘에 말린 것 10g을 주전자에 넣고 물 1L를 부어 끓이다 물이 2/3로 줄어들면 불을 끄고 식혀서 냉장 보관해 두고 수시로 마시면 된다.

올리브유

● 심장병 예방 ● 암 예방 ● 노화 방지

사람들이 먹는 식용유 가운데 영양학자들에게 가장 좋은 것으로 평가받고 있는 것이 올리브유다. 미국 미네소타 대학의 연구 결과에 의하면 올리브유 섭취량과 심장 질환에 의한 사망률은 반비례 관계에 있다고 한다. 그리스에서 가장 큰 섬인 크레타 섬 주민들은 필요 칼로리의 45%를 지질에서 얻고 있을 만큼 세계에서 지질을 가장 많이 섭취한다. 이중 33%가 올리브유다. 지질 섭취가 많으면 당연히 심장병 환자가 많고 평균 수명도 짧을 것인데 이들의 심장병 발생률과 암으로 인한 사망률은 세계에서 가장 낮은 수준이다. 이를 의아하게 여긴 연구자들이 식생활을 조사해 본 결과 이들이 즐겨 먹는 올리브유에 그 비밀이 있었다. 즉 올리브유 섭취량과 심장 질환에 의한 사망률은 반비례 관계에 있다는 사실을 밝혀낸 것이다. 그래서 그리스 사람들은 올리브유를 '신이 내린 축복의 선물'로 여긴다.

그중에서도 심장 질환에 가장 좋은 종류는 엑스트라 버진(extra virgin)으로, 최상급의 올리브를 부순 뒤 압축하는 과정만 거쳐 추출한 올리브유를 말한다. 열처리 과정을 거치지 않았기 때문에 올리브의 영양과 풍미가 온전히 살아 있고, 그런 만큼 효능도 뛰어나다. 즉 자연 상태에 가까울수록 맛과 영양이 좋은

올리브유토마토스파게티

재료 스파게티 면 80g, 토마토 3개, 마늘 1개, 올리브유, 소금, 후추, 파마산 치즈(또는 치즈 가루)

1 토마토는 깨끗이 씻어서 물에 살짝 삶아 껍질을 벗겨 깍뚝 썰기한다. **2** 끓는 물에 소금을 넣고 스파게티 면을 넣어 10분간 삶는다. **3** 프라이팬을 달군 뒤 올리브유를 두르고 편으로 썬 마늘을 넣어 노릇해질 때까지 볶는다. **4** 토마토를 넣은 뒤 소금과 후춧가루를 넣고 2~3분간 중간 불에서 익힌다. **5** 삶아 놓은 스파게티 면을 넣고 잘 섞어 접시에 올린 뒤 파마산 치즈(또는 치즈 가루)를 뿌린다.

것은 물론 질병에 대한 예방 및 치료 효과도 높아진다.

심장 발작과 뇌졸중 예방을 위해 콩기름 대신 올리브유를 먹으라고 권하는 것도 올리브유가 혈액 건강에 좋기 때문이다. 특히 인체에 유익한 HDL 콜레스테롤의 비율을 높여 콜레스테롤이 혈관에 붙는 것을 막아 주고, 혈액의 점도를 낮춰 주어 피의 흐름을 원활하게 하여 혈전 위험을 낮추는 효과가 있다.

올리브유는 식용유로는 물론 여러 가지 음식에 다양하게 이용되는데, 특히 스파게티에 넣으면 좋다. 올리브유가 밀가루 조직을 부드럽게 해 주어 면을 더 맛있게 하고 혀에서 느끼는 촉감을 좋게 하기 때문이다. 밀가루에 부족한 지방분을 올리브유가 보충해 주기 때문에 영양의 균형도 맞출 수 있다.

율무

● 이뇨 작용 ● 피부 미용 ● 종양 억제

　율무는 지금으로부터 2천 년 전 한 나라의 마원(馬援) 장군이 베트남을 통해 가지고 들어왔다. 《사기(史記)》에 의하면 율무를 먹으면 몸이 가벼워지고 병에 대한 저항력이 강해진다는 것을 알고 군량으로 비축했다는 설도 있다.

　율무의 한명은 의이인(薏苡仁)으로, 1800년 전에 출간된 《신농본초경(神農本草經)》에 의하면 "이수삼습(利水滲濕 : 몸속의 습을 원활하게 돌려서 소변 등으로 배출하는 치료 방법), 청열(淸熱 : 성질이 차거나 서늘한 약으로 열을 내리는 치료 방법), 배농(排膿 : 고름을 뽑아내는 효능), 제비(除痺 : 진경, 해열, 진통 효과) 등의 효과가 있다고 기록되어 있다.

　한방에서는 보조약으로 주로 쓰이는데, 약효는 더디지만 효력이 꾸준하므로 많이 쓰는 것이 좋다. 특히 이뇨 효과가 좋아 만성 신염 등의 가벼운 부종을 해결하고 근육 경련에 의한 통증을 완화하며, 식욕을 증진시키고 소화를 도와준다. 피부 트러블을 막아 주어 피부 결을 아름답게 하고, 풍부한 유지방과 다당류 덕분에 보습 효과가 뛰어나 피부 미용에도 뛰어난 효과를 발휘한다. 볶은 율무 한두 주먹을 망에 담아 목욕물에 담가 목욕을 하면 윤기 있는 피부를 만들 수 있다.

약이 되는 요리 율무표고죽

재료 율무 2/3컵, 물 6컵, 표고버섯 1개, 실파 1대, 잣·소금 약간, 참기름 1작은술

1 율무는 깨끗하게 씻어서 1시간 정도 물에 불려 건져 놓는다. **2** 불린 율무의 2배에 달하는 물을 부어 믹서에 곱게 간다. **3** 바닥이 두껍고 넓은 냄비에 갈아 놓은 율무를 넣고 저어 가면서 끓인다. **4** 죽이 걸쭉해지면 불을 줄인 뒤 물을 조금씩 더 부어 가면서 농도를 조절해 가며 충분히 끓인다. **5** 표고버섯은 기둥을 잘라낸 뒤 저미고, 실파는 송송 썰어 둔다. **6** 율무죽에 소금간을 한 뒤 표고버섯과 파를 넣고 살짝 끓여 잣을 얹고 참기름을 뿌린다.

※ 기호에 따라 표고 대신 잣을 믹서에 갈아 끓기 시작할 때 넣거나 물 대신 두유를 첨가하면 더욱 고소하고 영양가 높은 율무죽을 즐길 수 있다.

율무는 곡류로서도 영양이 뛰어나다. 정제한 율무에는 백미보다 2배나 많은 단백질이 들어 있으며, 지방은 4.5배, 철은 5배, 칼슘은 3배, 칼륨은 3배, 비타민B_1은 2배, 비타민B_2는 4배나 많다. 식이섬유도 풍부하여 노폐물이 원활하게 배출되게 할 뿐만 아니라 새로운 조직을 만드는 작용도 활발하다.

최근에는 코이키소에노라이드가 종양을 억제하는 효과가 있다는 사실이 밝혀져 더욱 각광받고 있는데, 실제로 율무는 모든 암의 예방과 치료에 활용되고 있다. 단, 임산부에게는 적합하지 않으므로 섭취하지 않는 것이 좋다.

참기름

● 강장 ● 변비 치료 ● 병후 회복

참깨가 들어간 음식은 서민용이 아닌 귀족이나 왕족을 위한 음식이었을 만큼 과거에는 참깨가 매우 귀한 식품이었다. 고소한 맛의 대명사로도 불리는 참깨에는 40~45%에 달하는 지방질과 필수 지방산이 리놀레산이 44% 들어 있다. 단백질은 20% 정도 함유되어 있는데, 주로 필수 아미노산인 글로불린으로 동물성 단백질에 뒤지지 않는 데다 그 질 또한 매우 우수하다. 여기에 탄수화물과 비타민A · B_1 · B_2 · C까지 풍부하니 그야말로 국민 건강에 없어서는 안 될 중요한 식품이다.

참깨의 품종은 색깔에 따라 흑임자라 불리는 검은 참깨와 황색 · 갈색 · 흰색 등을 띠는 일반 참깨로 나뉜다. 이중 흑임자는 일반 참깨에 비해 식이섬유와 칼슘 함량이 높아 한방에서 변비 치료와 강장제로 처방된다.

참기름은 참깨를 압착하여 만든 것으로, 깨소금과 함께 우리 음식에 반드시 들어가는 필수 양념이다. 하지만 참기름은 그 자체를 즐기거나 튀김용으로 이용하기보다는 국에 한 방울 떨어트리거나 무침 요리를 할 때 함께 버무려 그 향미를 즐긴다.

게다가 참기름은 식물 추출유이기 때문에 동물성 기름에 비해 안정하고, 또 오래 두어도 변하지 않는다는 것이 장점이다.

약이 되는 요리 비빔밥

재료 밥 2컵, 쇠고기 100g, 표고버섯 3장, 미나리 70g, 도라지 70g, 달걀 2개, 배 1/2개, 참기름, 파, 마늘, 간장, 설탕, 깨소금, 고추장

1 쇠고기는 곱게 채 썰어서 갖은 양념을 하여 볶고, 표고는 물에 불려서 기둥을 떼어낸 뒤 얇게 썰어 간장과 설탕에 볶는다. **2** 미나리는 손질하여 데친 뒤 5cm 길이로 잘라 양념해 놓고, 도라지는 물에 담가 아린 맛을 제거한 뒤 잘게 찢어 갖은 양념에 볶는다. **3** 달걀은 황백 지단을 부쳐 채 썰고, 배도 채 썬다. **4** 그릇에 밥을 담은 뒤 그 위에 준비한 모든 재료를 돌려 담고 배채와 지단을 얹는다. **5** 먹을 때 약고추장과 참기름을 뿌려 골고루 비벼 먹는다.

기름이 변하는 것을 산패(酸敗)라고 하는데, 식물성 기름이 동물성 기름에 비해 잘 산패되지 않는 이유는 식물성 기름에는 기름이 산화되는 것을 막아 주는 비타민E와 세사몰, 세사몰린 등의 리그닌(rignin) 성분이 들어 있기 때문이다. 그래서 볶음이나 튀김 요리에 참기름을 약간 넣으면 산화되는 것을 막을 수 있다. 특히 참깨의 유효 성분은 볶아서 빻아 먹을수록 더 흡수가 잘된다는 점에서 참기름은 참깨를 매우 바람직한 형태로 가공한 식품이라 할 수 있다.

참깨는 매일 1큰술(10g) 정도를 섭취하는 것이 좋은데, 그냥 먹는 것보다는 나물이나 된장 양념에 섞는 등 음식을 통해 자연스럽게 섭취하는 것이 좋다. 밥에 뿌려 먹는 것도 효과적인 방법이다.

콩

● 콜레스테롤 억제 ● 갱년기 증상 개선 ● 치매 예방

콩은 '밭에서 나는 쇠고기'라 불릴 정도로 단백질과 지질이 풍부한 식품으로, 우리 식탁에 빠져서는 안 되는 필수 식품이다. 실제로 콩에 들어 있는 단백질의 양을 조사해 보면 농작물 가운데 최고이며, 구성 아미노산의 종류도 육류와 비교하여 절대 뒤지지 않는다.

콩의 지질은 대부분이 불포화 지방산으로, 그중 약 50%가 리놀산이고 레놀산도 6%나 들어 있다. 이들 불포화 지방산은 동물성 지방 과잉 섭취로 인한 콜레스테롤을 씻어 내는 역할을 한다.

《본초강목(本草綱目)》에 의하면 "콩을 오랫동안 복용하면 안색이 좋아지고 흰머리가 검은색으로 변하며, 늙지 않는다. 또한 피를 맑게 하고 모든 독을 풀어 준다."고 되어 있다.

또한 콩은 동맥경화나 고혈압 등의 생활습관병을 유발하지 않는 식품이기도 하다. 이러한 사실이 알려지면서 콩의 최대 생산국인 미국에서는 콩단백질로 만든 인조육과 두유, 콩가루 등의 소비량이 생산량이 점점 늘어나고 있는 추세다. 콩은 간장을 보호하고 치매를 예방하는 데도 뛰어난 효과를 발휘하는데, 이는 레시틴이라는 성분 덕분이다. 또한 콩에는 노화를 촉진하는 과산화 지질의 생성을 억제하고 지방 대사를 촉진하여 비만을

약이 되는 요리 콩국수

재료 흰콩 1컵, 물 5컵, 오이 1/2개, 방울토마토 2개, 국수 150g, 얼음 3~4개, 깨 1/2작은술

1 콩을 하룻밤 정도 불려 물에 삶는다. 물이 한소끔 끓어오르면 잠시 두었다가 찬물에 헹군다. **2** 물을 조금씩 부어 가며 삶은 콩을 믹서에 넣고 곱게 간다. **3** 갈아놓은 콩물을 면보에 밭쳐 기호에 맞게 소금간을 한다. **4** 국수를 삶아 차가운 물에 헹구어 동그랗게 말아 대접에 담는다. **5** 채 썬 오이와 방울토마토를 얹고 국물에 통깨와 얼음을 동동 띄운다.

약이 되는 요리 두부된장구이

재료 두부 1모, 소금, 후춧가루 약간, 들기름, 올리브유 양념장 된장 2큰술, 고추장 1큰술, 물 1/4컵, 물엿 1큰술, 다진 파 1큰술, 참기름 1작은술

1 두부는 도톰하게 잘라 면보로 감싸 물기를 제거한 뒤 녹말가루를 묻혀 둔다. **2** 프라이팬을 달구어 올리브유와 들기름을 섞어 두른 뒤 두부를 노릇노릇하게 굽는다. **3** 양념장 재료를 모두 넣고 골고루 섞는다. **4** 두부 위에 양념장을 바른 뒤 다시 한번 굽는다.

예방해 주는 사포닌 성분도 들어 있다. 성호르몬을 활성화해 주는 효과가 있어 여성의 갱년기 증상에 효과를 발휘하는 이소플라본도 함유되어 있다.

하지만 콩은 날것으로 먹으면 거의 소화가 되지 않고, 익혀 먹어도 소회율이 65% 정도밖에 안 된다. 하지만 된장으로 먹으면 80%, 두부로 먹으면 소화율이 95%나 되므로 가능하면 두부나 청국장, 된장 등의 가공 식품으로 즐기는 것이 좋다.

팥

● 신경 쇠약증 개선　● 피부 미용　● 생활습관병 예방

　팥은 성질이 따뜻하고 맛이 달며 독이 없는 양질의 식품으로 오곡밥에도 빠지지 않는 필수 곡식이다. 옛날 사람들은 건강을 지키기 위해 매달 초하룻날과 보름날을 팥밥 먹는 날로 정해 놓고 팥밥을 지어 먹었다고 한다. 단백질, 지방, 단백질, 회분, 섬유질을 비롯해 비타민B_1이 풍부하게 들어 있으며, 각기병 치료약으로 널리 알려져 있다. 몸에 비타민B_1이 부족하게 되면 각기병을 비롯하여 신경계나 위장, 심장 등에 여러 가지 좋지 않은 증상이 나타난다. 특히 비타민B_1은 신경증과 관련이 깊어서 결핍될 경우 식욕 부진, 피로, 수면 장애, 기억력 감퇴, 신경 쇠약 등의 증상이 나타난다. 팥은 이들 증상의 예방과 치료에 매우 좋은 식품으로, 신경을 많이 쓰는 근로자나 수험생이 먹으면 좋다.
　또한 팥은 소변에 이롭고 수종을 가라앉히며, 염증을 없애고 주독을 풀어 주는 효과도 있다. 몸이 비대한 사람이 먹으면 몸이 가벼워지고, 몸이 야윈 사람이 먹으면 몸이 튼튼해지는 묘한 효과도 발휘한다. 설사를 멈추게 하고 비만과 고혈압을 예방하고 치료하는 효과도 있으므로 40대 이후 많이 나타나는 생활습관병을 예방하는 데 좋다. 삶아서 먹으면 신장염에 치료 효과를 볼 수 있고, 다시마와 호박을 넣고 함께 삶아 먹으면 당뇨에 효

> **약이 되는 요리 팥죽**
>
> 재료 팥 3컵, 물 6컵, 설탕 1컵, 멥쌀가루 2컵, 찹쌀가루 1컵, 뜨거운 물 4큰술, 소금 약간
>
> **1** 팥을 물에 충분히 불려 살짝 잠길 정도로 물을 부어 터지지 않을 정도로 삶는다. **2** 삶은 팥물을 따라낸 뒤 다시 물 6컵을 부어 중간 불에서 충분히 삶는다. **3** 삶은 팥을 체에 밭치거나 주걱으로 으깨 가면서 약한 불에서 끓인다. 껍질이 씹히는 것이 싫으면 체에 한번 걸러 고운 앙금만 받는다. **4** 국물이 걸쭉해지면 설탕을 넣고 주걱으로 저으면서 약한 불에서 계속 끓인다. **5** 멥쌀가루와 찹쌀가루를 2:1 비율로 섞어 체에 내린 뒤 뜨거운 물로 익반죽하여 동그랗게 빚는다. **6** 끓는 팥죽에 새알심을 넣어 새알심이 동동 떠오를 때까지 끓인다. **7** 기호에 맞게 소금간을 하여 먹는다.

과를 볼 수 있다.

팥을 이용한 대표적인 요리는 팥죽이다. 24절기의 하나인 동지(冬至)는 아세(亞歲), 즉 작은 설날이라 불렸을 만큼 큰 명절이었다. 동지는 팥죽을 쑤어 먹는 날로도 알려져 있는데, '팥죽 한 그릇을 먹으면 나이를 한 살 먹는다.'고 한 것으로 보아도 동지를 설날로 여겼음을 알 수 있다. 팥죽에는 찹쌀로 경단을 빚어 나이 수대로 넣는데, 이것을 새알심 또는 옹심이라고 부른다. 특히 동짓날에는 팥죽을 쑤어 집안의 가신(家臣)에게 제사를 올리고 액살(縊殺)이 출입하는 대문에 뿌려 액을 막는 의미로 삼았다.

호두

● 두뇌 활성화 ● 심장 질환 예방 ● 열량 보충

청 나라 말기의 서태후(西太后, 1835~1908)는 막강한 권력을 가진 여걸로 널리 알려진 인물이다. 그녀는 젊었을 때뿐만 아니라 나이 들어서까지 아름다운 피부를 자랑했다고 한다. 전해지는 말에 의하면 막대한 돈을 들여 페르시아 만의 천연 진주를 가루 내어 마셨다고 하나 실은 호두를 으깨어 만든 죽인 호두낙(胡桃酪)이 비법이었다고 한다.

호두는 그 모양이 사람의 뇌를 많이 닮아 두뇌를 활성화하는 데 효과가 좋다고 알려져 있다. 실제로 호두를 비롯한 잣, 땅콩, 아몬드 등의 견과류는 대표적인 건뇌 식품이다. 이는 이들 식품에 육류나 기름에 많이 포함되어 있는 오메가-6 지방산의 활동을 억제하고 혈관 확장 작용을 하는 오메가-3 지방산이 풍부하여 뇌세포가 퇴화되는 것을 막아 주기 때문이다. 버터나 육류처럼 포화 지방산이 들어 있는 식품을 많이 섭취하는 서구인들의 사망 원인 1위가 심장병인데, 동물성 지방 섭취를 줄이고 호두 등의 함유되어 있는 식물성 지방을 많이 섭취할수록 심장병 위험이 줄어든다. 특히 호두의 지질 중 90%는 콜레스테롤을 저하시키는 불포화 지방산이다. 지방 외에도 단백질, 철, 니아신, 비타민 B_1 · B_2 · E가 풍부하여 혈액 순환을 원활하게 하고 체내

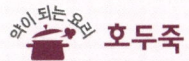 호두죽

재료 쌀 1컵, 호두 1/2컵, 물 10컵, 소금 약간

1 쌀을 씻어서 물에 2시간 이상 충분히 불려 소쿠리에 건져 물기를 빼 둔다. **2** 호두는 따뜻한 물에 30분 정도 불려 속껍질을 깨끗이 제거한 뒤 분마기에 넣고 물을 조금씩 넣어 가면서 갈아 체에 밭친다. **3** 쌀을 분마기에 넣고 곱게 갈아서 앙금을 가라앉힌다. **4** 냄비에 호두 물과 쌀의 윗물을 먼저 부어 끓인다. **5** 한소끔 끓어오르면 쌀 앙금을 넣은 뒤 눌어붙지 않도록 잘 저어 가면서 푹 끓인다. **6** 쌀이 퍼지면 기호에 맞게 소금으로 간을 한다.

의 노화 물질을 억제해 준다. 회복기의 환자가 호두를 먹으면 회복이 빨라지고 머리카락에 윤기가 흐르며, 추위를 타는 사람이 먹으면 추위를 이기게 하는 에너지를 준다.

우리나라에는 음력 정월 대보름날 '부럼'이라고 하여 호두, 밤, 땅콩 등을 먹는 풍습이 있다. 이날 새벽에 단단한 견과류를 까서 먹고 깍지를 버리면 한 해 동안 부스럼을 앓지 않는다는 것이다. 단단한 깍지를 밖으로 버린다는 의미도 있겠지만 영양을 보충할 기회가 적은 엄동설한에 칼로리가 높은 식품을 섭취함으로써 건강을 유지하려는 의미도 컸을 것이다.

하지만 견과류는 공기와 접촉할 경우 지방이 산화되어 부패하기 쉽고 발암 물질이 생성될 수 있으므로 껍질을 까 놓은 것을 살 때는 꼼꼼히 살펴야 하며, 밀폐 용기에 넣어 냉동 보관해야 한다.

현미

- ● 피로 회복 ● 지구력 증대 ● 변비 예방 및 개선 ● 다이어트

　현미는 벼의 왕겨만 살짝 벗겨내어 낸 쌀로 담그면 싹이 나는 '살아 있는 쌀'이다. 쌀의 지방과 탄수화물, 단백질 등의 영양소는 95% 이상이 쌀겨(미강)와 쌀눈(배아)에 집중되어 있는데 백미는 이러한 영양소가 모두 떨어져 나간 죽은 쌀로, 현미에 비해 영양소가 5%밖에 남아 있지 않다. 따라서 현미 한 그릇은 백미 19그릇을 먹는 것과 동일한 효과가 있다.

　현미에는 단백질 · 탄수화물 · 미네랄 · 아미노산 · 칼슘을 비롯해 비타민B군 등의 필수 영양소 22종이 풍부하게 들어 있으며. 특히 식이섬유 함량이 백미보다 월등히 높아 균형 잡힌 영양 섭취가 가능하고 만성 변비나 생활습관병 예방에 효과가 좋다. 백미에 비해 비타민E는 4배, 칼슘은 8에 달한다.

　또한 현미에는 옥타코사놀이 함유되어 있어 체내 콜레스테롤을 감소시키고 몸의 피로를 풀어 주는 글리코켄을 증가시켜 준다. 옥타코사놀은 철새의 날개에 많이 들어 있는 성분으로 새들이 수천 킬로미터를 쉬지 않고 날 수 있게 해 주는 성분이다.

　또한 현미에는 토코페롤보다 현관에 대한 항산화 작용이 40배나 강한 토코트리에놀도 들어 있다. 그래서 주식으로 백미 대신 현미를 먹으면 LDL 콜레스테롤 수치가 내려가고 몸에 유익

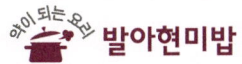 **발아현미밥**

재료 발아현미, 물

1 발아현미를 사람 수에 맞게 계량한다. 보통 1컵이 1인분이다. **2** 쌀에 물을 벗고 쌀눈이 떨어지지 않도록 살살 저어 물을 따라 버린 뒤 다시 깨끗한 물을 부어 쌀을 헹구어 잠시 불린다. **3** 압력솥에 불린 발아현미를 넣고 물을 부은 다음 뚜껑을 닫는다. **4** 메뉴의 잡곡 모드에 맞춰 밥을 짓는다. 일반 압력 밥솥에 지을 경우에는 현미를 충분히 불려서 넣어야 하며, 뜸들이는 시간도 조금 길다.

한 HDL 콜레스테롤 수치가 올라간다. 또 변의 체내 정체 시간이 짧아져 노폐물이 빨리 배출된다. 소화 기관을 청소해 주는 효과가 있어서 비만과 변비, 치질 등을 예방하고 치료 효과를 높여 주는 역할도 한다. 다이어트식으로도 효과가 좋아 현미 다이어트를 하면 요요 현상을 막을 수 있다.

통곡식의 생명력

1 현미와 같은 통곡식은 위장의 운동 능력을 높여 주어 몸을 지치지 않게 하고, 손상된 위 점막 세포를 복구해 준다.
2 쌀은 정제되고 정미되는 과정에서 쌀눈과 식이섬유를 비롯한 효과적인 성분들이 모두 깎여 나가는 데 비해 현미는 쌀눈과 영양이 그대로 살아 있는 건강 주식이다.
3 통곡식의 씨눈과 껍질에 들어 있는 섬유질, 비타민, 미네랄은 당분이 서서히 흡수되게 하여 혈당을 안정적으로 유지시켜 준다.
4 간식에 대한 욕구를 줄여 주기 때문에 다이어트 효과가 있다.

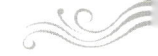

알류에는 양질의 단백질이 풍부하고, 유제품에는 칼슘이 풍부해서 골다공증이나 골절 등 뼈 건강을 걱정하는 노인들에게 좋다. 기호식품을 통해 떨어진 입맛을 돋우고 식사 중간중간 에너지를 보충하는 것도 중요하다.

유태종 박사가 추천하는 장수 식품
알류 및 유제품 · 기타

녹차 & 홍차

● 피로 회복 ● 당뇨 개선 ● 항암 작용

녹차와 홍차는 제조법만 다를 뿐 같은 차나무를 원료로 한다. 차이점은, 홍차가 찻잎을 발효시켜 만든 발효차라면 녹차는 발효시키지 않고 엽록소를 그대로 남겨 잎 특유의 녹색을 그대로 유지할 수 있게 만든 차라는 것이다.

녹차는 차 중에서도 항암 효과가 가장 크다. 중국예방의학과학원의 연구 결과에 의하면 녹차와 우롱차, 홍차 등의 찻잎에는 N-니트로소화합물의 합성을 억제하는 항암 효과가 있는데, 그중에서도 녹차의 암세포 억제율이 85%로 가장 높게 나타났다고 한다. 게다가 녹차에는 아연, 구리, 망간, 망간, 불소 등의 미량 원소를 비롯해 카페인, 폴리페놀, 비타민P 등 일반 음식만으로는 결핍되기 쉬운 광물질과 약효 성분인 유기물이 풍부하게 들어 있다. 또 레몬의 5배나 되는 비타민C를 함유하고 있어서 강력한 항산화 작용으로 노화를 예방해 주는 효과도 크다.

녹차 성분 중에서도 가장 주목할 것은 떫은맛을 내는 성분의 일종이자 카테킨(catechin)의 대표 성분인 에피가로카데킨가레트(EGCG)이다. 녹차 1L에는 약 1,000mg의 카테킨이 들어 있는데, 일본 규슈 대학 연구팀에 의하면 하루 2~3잔의 녹차가 혈액에 흡수되는 정도의 적은 양의 EGCG로 암세포가 증식하는

몸이 되는 요리 녹차라떼

재료 녹차 가루 1작은술, 두유 또는 우유 1컵, 설탕 또는 꿀 1작은술

1 두유나 우유를 컵에 부은 뒤 전자레인지에 2분간 돌린다.
2 믹서에 따뜻한 두유(우유)와 녹차 가루, 꿀을 넣고 돌린다.
3 두꺼운 잔에 따라 따뜻하게 마신다. 얼음 2~3조각을 함께 넣고 갈면 시원하게 즐길 수 있다.

것을 절반이나 억제해 준다고 한다. 카테킨은 담배의 니코틴 성분을 몸 밖으로 배출해 주는 효과도 있어서 중금속과 각종 오염 물질에 노출되어 있는 현대인들에게 매우 좋다.

홍차와 녹차는 효능이 거의 비슷한데, 특히 홍차를 꾸준히 마시면 뼈세포를 파괴하는 물질의 활성화가 억제되어 골다공증 예방에 효과를 볼 수 있다. 물질대사를 활발하게 하고 혈액 순환을 원활하게 하여 이뇨를 촉진하기 때문에 몸속의 노폐물을 제거하는 효과도 크다. 피로 물질인 젖산이 배출되는 것을 도와 피로 회복에도 도움을 준다. 무엇보다 칼로리가 1컵 기준으로 4kcal밖에 안 되기 때문에 다이어트에 그만이다.

서양인들이 홍차를 즐겨 마시는 이유는 육류와 밀가루 위주의 식생활을 하는 그들의 식생활과 궁합이 잘 맞기 때문이다. 쌉쌀하면서도 깔끔한 홍차의 맛이 빵이나 크래커, 쿠키의 단맛을 해소하고 중화해 주는 것이다. 고기나 기름진 음식을 먹은 뒤에도 홍차를 마시면 홍차가 혀 표면의 지질을 제거해 주어 입 속이 상쾌해지는 효과를 볼 수 있다.

달걀

● 성장 발육 촉진 ● 외상 치료 ● 가슴 통증 해소

  콩, 우유와 함께 완전식품의 대명사로 꼽히는 달걀은 모든 영양분의 근거가 되는 식품으로, 달걀의 영양을 100으로 하여 다른 식품을 평가하곤 한다. 예를 들어 단백질 양을 달걀(100)과 비교할 경우 우유는 84.5, 생선은 76, 쇠고기는 79 수준이다. 그 중에서도 달걀 흰자는 순수 단백질 덩어리이기 때문에 달걀 흰자를 먹으면 양질의 단백질을 저렴한 가격에 가장 효율적으로 섭취할 수 있다. 게다가 성장에 필요한 필수 아미노산이 모유 다음으로 많고, 영양이 높은 것에 비해 열량은 낮고 소화 흡수는 잘되어 모든 연령층에 권해진다.

  달걀의 효능은 실로 막강하다. 특히 비타민C를 제외한 13종의 비타민과 단백질, 탄수화물. 지방, 무기질이 골고루 들어 있으므로 성장기 어린이의 경우 하루 1개, 임산부는 하루 2개씩 꾸준히 먹는 것이 좋다. 노른자에 콜레스테롤 함량이 많고 칼로리가 높다는 이유로 흰자만 먹거나 달걀 섭취를 꺼리는 사람들이 있는데, 우리나라 사람들은 서구인과 달리 육식 위주의 식생활을 하지 않는 데다 우유 소비량도 많은 편에 속하지 않기 때문에 음식만으로 콜레스테롤에 대한 위험을 느낄 만큼 과잉 섭취하게 되는 일은 없다. 게다가 달걀 노른자에는 다른 식품을

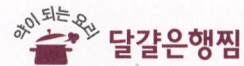

달걀은행찜

재료 달걀 2개, 우유 3큰술, 다시마 육수 1컵, 은행 3알, 팽이버섯 10g, 표고버섯 1개, 소금 2/3작은술, 청주·맛술 각 1큰술

1 달걀에 다시마 육수와 우유, 소금, 청주, 맛술을 넣고 응어리지지 않게 잘 풀어서 체에 거른다. **2** 팽이버섯은 깨끗이 씻어서 2cm 길이로 썰고, 표고는 기둥을 떼어 낸 뒤 얇게 썰어 놓는다. **3** 찜기 전용 그릇에 달걀 물을 넣어 중탕하거나 찜통에서 10분간 익힌다. **4** 뚜껑을 열어 팽이버섯과 은행, 표고를 얹고 5분간 더 찌면 부드러운 달걀찜 완성.

통해서는 섭취하기 힘든 비타민D가 들어 있다. 또한 달걀 노른자에는 비타민F와 인, 콜린, 이노시톨이 결합된 상태의 불포화지방산인 레시틴(lecithin)이 들어 있다. 레시틴은 학습 능력과 기억력을 높여 주고 치매를 예방하며 혈관을 건강하게 하는 HDL 콜레스테롤의 농도를 높여 주는 성분으로, 혈압을 낮춰 동맥경화를 예방하고 간에 지방이 쌓이는 것을 막아 준다.

달걀은 민간요법에도 다양하게 이용된다. 목이 쉬거나 아플 때 달걀 한 개에 식초 30ml를 섞어 3~4시간 뒤에 먹으면 목이 편해지고, 어린이의 만성 설사에는 완숙 노른자에 생강즙을 1큰술 정도 섞여 먹이면 효과를 볼 수 있다. 손가락에 종기가 나서 붓고 통증이 심한 생인손에는 생달걀 껍질에 구멍을 내어 손가락을 집어넣으면 통증이 줄어들고, 가슴이 답답하고 숨쉬기가 곤란할 때는 흰자를 생으로 먹으면 효과적이다.

빵

● 발육 촉진 ● 단백질 공급원

빵을 가리켜 '인간이 만들어 낸 과일'이라 한다. 그만큼 빵이 훌륭한 식품이라는 것을 나타내는 말이다. 그 수식어만큼 빵은 인간의 식생활에서 가장 중요한 영양과 맛을 두루 가지고 있다.

고고학자들의 연구에 의하면 인류는 1만 년 전부터 빵을 만들어 먹어 왔다고 한다. 물론 지금 우리가 먹는 부드럽고 달콤한 향을 가진 빵과는 달리 밋밋하고 맛이 없는 빵이었을 것이다. 그래도 밀가루를 물에 개서 뜨거운 곳에 올려 굽는다는 점에서는 변함이 없다. 지금도 북아프리카나 아랍에서는 이와 비슷한 방법으로 무발효 빵을 만들어 먹고 있다. 인도와 파키스탄, 아프가니스탄 지역에도 밀가루를 물에 개서 얇게 펴서 구운 '차파티'라는 빵이 있다.

효모균, 즉 이스트로 부풀린 흰 빵은 지금으로부터 5천 년 전 이집트 사람들에 의해 처음으로 만들어졌다. 밀가루를 따뜻한 물에 풀어 보온시켜 자연적으로 발효시켜 반죽이 부푸는 것을 기다렸다가 다시 밀가루를 넣은 뒤 진흙으로 만든 화덕에 넣어 구운 것이다. 물론 당시에는 효모라는 미생물의 존재까지는 몰랐고, 자신들이 즐겨 마시던 술을 반죽에 섞어 만들지 않았을까 싶다.

몸에 되는 요리 효모빵

재료 밀가루 1kg, 설탕 100g, 달걀 5개, 이스트 30g, 버터 20g, 소금 5g

1 따뜻한 물에 이스트와 설탕을 넣고 녹인 뒤 30℃ 정도 되는 곳에 두었다가 체에 걸러 효모 물을 만든다. **2** 밀가루에 효모 물과 물을 넣어 묽게 반죽하여 35℃에서 2~3시간 발효시킨다. **3** 반죽 물에 효모 물과 물을 더 넣고 푼 뒤 남은 밀가루와 설탕, 버터, 소금을 넣고 반죽한다. **4** 이렇게 만든 반죽을 30℃에서 2~3시간 발효시킨다. **5** 반죽을 40~50g 크기로 잘라 모양을 빚어 40~60분간 놔두었다가 200~210℃의 오븐에 넣고 10분 간 굽는다.

빵 효모는 당을 발효시켜 탄산가스와 알코올로 바꾸는 역할을 하는 물질로, 빵 반죽을 부풀게 하는 동시에 향기로운 냄새를 형성하고 구워진 빵의 맛을 좋게 하는 성분이다. 뿐만 아니라 비타민B 복합체와 필수 아미노산, 그리고 무기질이 골고루 들어 있어서 발육에 큰 도움이 되며, 소화 효소도 풍부하게 함유하고 있다. 게다가 빵에는 우유, 달걀, 버터 등이 반드시 들어가기 때문에 빵을 먹으면 자연스럽게 단백질, 당질, 지질 등을 섭취할 수 있다. 특히 빵의 원료가 되는 밀가루, 그중에서도 강력분에는 단백질이 11%나 들어 있어서 단백질 공급원으로도 좋다. 지나치게 달지 않게만 만들면 한 끼 식사로는 물론 건강식으로도 손색 없는 것이 빵이다.

오리알

● 심장병 예방 ● 노화 방지

오리와 오리알은 '살아 있는 약'이라는 말로 표현될 만큼 음식으로서는 물론 약으로서도 효과가 좋다. 오랜 경험을 통해 건강과 간장에 효과가 좋다는 사실을 체득한 것이다.

예부터 전해져 오는 민간요법 가운데 난황유(卵黃油)라는 것이 있다. 정력 증강, 치질 개선, 백발, 화상, 칼에 베인 상처 등에 효과를 인정받고 있는데, 그중에서도 가장 주목할 만한 것은 심장병 등의 순환기계 질환에 효과가 있다는 사실이다. 사실, 콜레스테롤이 많은 난황이 심장병에 효과적이라는 말이 의아하게 들릴 수도 있다. 하지만 오리알의 성분을 살펴보면 그것이 타당하다는 것을 알 수 있을 것이다. 알 50g에는 약 5g에 달하는 지질이 들어 있는데, 그중 35%는 레시틴이다. 레시틴은 지질을 작게 분산시키는 생리 작용을 통해 심장의 부담을 덜어 주는데, 바로 이 레시틴의 작용에 의해 난황이 심장병에 효과를 발휘하는 것이다. 그중에서도 오리알과 그 가공품인 피단이 특히 중풍에 효과가 크다고 알려져 있다. 피단(皮蛋)은 오리 알에 초목회와 소금 등을 반죽하여 알 표면에 5~10mm 두께로 바른 다음 왕겨를 묻혀 항아리에 3~6개월간 숙성시켜 만든 음식으로, 숙성되는 과정에서 흰자는 흑갈색의 젤리 모양으로 변하고

약이 되는 요리 오리알장조림

재료 오리알 5개, 양조간장 25ml, 물 70ml, 물엿 1.5큰술, 설탕 1/2큰술, 맛술 1/2큰술, 양파 1/2개, 대파, 말린 홍고추

1 오리알을 찬물에 넣고 식초와 소금을 넣은 뒤 20분간 삶는다. **2** 삶은 오리알을 찬물에 담아 두었다가 껍질을 간다. **3** 냄비에 오리알, 간장, 물, 물엿, 설탕, 맛술, 양파, 대파, 말린 홍고추를 넣고 끓인다. **4** 한번 끓어오르면 불은 줄인 뒤 뚜껑을 덮고 가끔씩 뒤적여 가며 한번 더 조린다. 그래야 양념이 골고루 배어든다. **5** 불을 끈 뒤 뜨거운 김이 빠져나가면 먹기 좋은 크기로 썬다.

노른자는 청흑색의 단단한 형태로 변한다.

 오리알은 달걀과 흔히 비교되곤 하는데, 오리알이 달걀이 비해 포화 지방산 함량은 낮은 반면 불포화 지방산은 많아서 영양면에서 좀 더 낫다. 또 동물성 식품에는 드물게 불포화 지방산인 리놀산이 22%나 들어 있으며, 노화를 방지하고 지질이 산화되는 막아 주어 생활습관병을 예방해 주는 비타민E도 함유하고 있다.

난황유 만들기 시중에서 구입하면 가격이 만만치 않은 난황유는 집에서도 쉽게 만들 수 있다. 먼저 달걀 또는 오리알을 노른자만 분리한다. 이것을 빈 프라이팬에 넣고 중간 불에서 나무주걱을 이용해 계속 저어 가면서 볶는다. 갈색 빛이 돌기 시작하면 불을 강하게 하여 볶는다. 달걀 2판을 기준으로 약 1~1시간 반 정도 소요된다. 검게 타서 흐물흐물해지는 순간 기름이 나오는데, 국자를 이용해 이 기름을 유리병에 옮겨 담으면 된다(약 200ml 정도 나온다).

요구르트

● 만성 피로 해소 ● 고지혈증 예방 ● 면역력 증강 ● 장암 예방

요구르트는 유산 발효로 생성된 특수 건강 식품으로, 장수 식품을 언급할 때 빠지지 않는다. 우리 장 속에는 대략 100여 종, 무려 100조 개나 되는 세균이 종류별로 집단을 이루어 살고 있는데, 이들은 크게 우리 몸에 이로운 세균과 해로운 세균, 그리고 이롭지도 해롭지도 않은 세균으로 나누어진다. 이 중 대표적인 이로운 균은 비피더스균(bifidobacteria)으로 유산균은 비피더스균을 증식시키는 역할을 한다. 몸에 이로운 균이 증가하면 비타민B군과 K군이 충분히 합성되고, 몸이 이를 재활용하는 과정에서 체력과 면역력, 저항력이 높아져 전체적으로 몸이 건강해진다. 하지만 유산균은 위를 지나는 동안 대부분 사멸되므로 아침에 일어나자 마시는 것보다는 물을 먼저 마셔서 일단 위산을 씻어낸 뒤에 마시거나 식후에 마시는 것이 좋다.

동물 실험 결과에 의하면 유산균은 암세포의 발생을 억제하는 효과가 있다. 쥐를 두 그룹으로 나누어 발암제를 주사한 뒤 일주일에 2회에 걸쳐 체중 1kg당 300ml의 유산균을 투여한 쥐와 그렇지 않은 쥐를 비교한 결과 유산균을 투여한 그룹의 쥐는 발암률이 낮고 암세포의 성장 속도도 더딘 것으로 나타났다. 또 장내 pH를 낮추어 유해한 균이 성장하는 것을 억제하기 때문

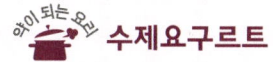 **수제요구르트**

재료 우유 1L, 유산균 발효유 1병

1 우유를 개봉한 뒤 유산균 발효유를 넣고 나무젓가락을 이용해 골고루 젓는다. **2** 작은 컵 6개에 우유를 나눠 담은 뒤 전기밥솥에 넣고 보온에 맞춰 30분간 놓아둔다. **3** 전기 플러그를 뽑은 뒤 그 상태로 12시간 정도 놓아두면 완성. **4** 밥통에서 꺼내어 냉장 보관해 두고 먹는다.

에 유해 물질이 분해되는 것을 촉진하고 면역력을 높여 대장암을 예방해 준다.

요구르트는 다이어트 식품으로도 뛰어나다. 미국 테네시 대학의 실험 결과에 의하면 요구르트는 체내 지방이 연소되는 것을 활성화하여 체중 감소를 촉진한다고 한다. 실제로 비만인 사람을 대상으로 칼슘이 들어 있는 요구르트를 하루 3잔씩 꾸준히 마시게 했더니 단순히 칼로리를 줄인 식사를 한 사람에 비해 체중은 22%, 체지방은 61%나 감소했다고 한다.

게다가 최근에는 요구르트 제조기가 시판되고 있어서 집에서도 쉽게 요구르트를 만들어 먹을 수 있다. 유산균 종균이나 유산균 발효유를 구입하여 발효기에 넣거나 전기밥솥을 이용하면 된다. 집에서 직접 만든 요구르트는 첨가물이 들어가지 않아 안전한 데다 설탕의 양을 마음대로 조절할 수 있고, 기호에 맞게 잼이나 꿀을 섞어 먹거나 시리얼 또는 견과류를 첨가해 먹을 수 있어서 더욱 건강하고 맛있는 요구르트를 즐길 수 있다.

우유

● 혈압 안정 ● 빈혈 예방 ● 체력 증진

우유는 우리가 살기 위해 섭취해야 하는 거의 모든 종류의 영양소가 적당한 비율로 들어 있는 식품이자 영양소가 잘 소화 흡수되고 먹기에 좋은 최고의 자연 식품이다. 모유를 가리켜 완전식품이라 하는데, 우유는 모유 다음으로 완전에 가까운 식품으로 성장기에 있는 어린이는 물론 임신과 출산, 분만 등으로 칼슘 요구량이 많아지는 임산부와 수유부, 뼈 건강에 관심이 많은 노인 할 것 없이 모두에게 좋다.

실제로 우리 몸이 필요로 하는 영양소를 우유만큼 적당한 비율로 가지고 있는 식품은 거의 없다. 특히 한국인의 평균 영양 섭취 형태와 영양 권장량을 비교해 볼 때 단백질, 칼슘, 비타민 B_2, 비타민 B_{12}가 골고루 들어 있는 우유는 완전 식품이라는 수식어가 아깝지 않을 만큼 영양이 뛰어나다.

우유의 단백질은 주로 카세인(casein)으로 구성되어 있는데, 카세인은 필수 아미노산을 모두 함유한 영양가 높은 성분으로, 칼슘과 철의 흡수를 돕고 혈압을 안정시키는 작용을 한다. 우유의 당분은 유당으로, 장 속의 이로운 균이 증식하는 것을 돕고 비타민B군의 합성을 촉진하며, 칼슘의 흡수를 돕는 역할을 한다. 또 칼슘과 인의 비율이 좋아 다른 식품에 비해 칼슘 흡수율

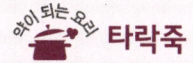
타락죽

재료 우유 5컵, 불린 쌀 2컵, 물 4컵, 소금, 꿀

1 쌀을 씻어서 2시간 이상 충분히 불려 물과 함께 믹서에 넣고 곱게 갈아 체에 한번 밭친다. **2** 냄비에 물과 같은 양의 쌀을 넣고 불에 올려 살살 저어 가면서 끓인다. **3** 죽이 한소끔 끓으면 불을 줄인 뒤 우유를 조금씩 부어 가면서 눌어 붙지 않게 젓는다. **4** 쌀이 퍼지면 기호에 맞게 소금과 꿀을 첨가해 먹는다.

이 높다. 그래서 성장기에 있는 어린아이나 골다공증 등의 뼈 건강이 걱정되는 사람에게 좋다. 칼슘은 초초하고 흥분된 기분을 가라앉히는 효과도 있어서 우유를 마시면 정서 안정에도 효과가 크다.

아침에 일어나 차가운 우유 1잔을 마시면 배변이 수월해지는데, 이는 우유에 들어 있는 유당이 염류와 같은 작용으로 수분을 품어 대변을 무르게 하고 장내 세균이 유당을 분해하여 만든 유기산이 장을 자극하기 때문이다.

한국인의 1인당 우유 소비량은 60kg으로, 건강 증진과 골다공증 예방을 위해서는 하루에 2컵 정도를 마시는 것이 좋다. 이렇게 하면 하루에 필요한 칼슘 권장량의 2/3를 보충할 수 있다. 피부를 건강하게 하고 성장을 촉진하는 비타민B_2도 하루 권장량의 절반을 보충할 수 있으니 아침 저녁으로 꾸준히 2잔씩 마실 것을 권한다.

치즈

● 위장 보호 ● 숙취 예방 ● 악취 예방

치즈는 서양을 대표하는 발효 식품으로, 동물의 젖을 짜서 소화 흡수가 잘되는 형태로 농축시킨 식품이다. 특히 미생물의 증식에 의해 생성된 유익한 물질과 효소의 작용을 이용하여 만든다는 점, 자연을 이용해 맛과 향을 낸다는 점에서 최고의 건강 자연 식품이라 칭할 만하다.

많은 영양학자들이 21세기의 건강 식품으로 발효 식품을 꼽고 있는데, 치즈는 그에 걸맞은 식품이다. 세계적인 장수촌에서 즐겨 먹는다고 알려진 요구르트, 항암 작용과 노화 예방 효과를 인정받고 있는 와인, 달콤한 맛으로 전 세계인의 입맛을 유혹하고 있는 우리의 전통주 막걸리, 한국을 대표하는 전통 발효 식품인 된장·고추장은 모두 오랜 시간과 정성이 빚어낸 발효 식품이라는 공통점을 가지고 있다.

그중에서도 치즈는 워낙 종류가 많아 맛과 향이 다른 종류가 2천 종이나 되는데, 이름 붙여진 것만 해도 무려 6백 가지에 이를 정도다. 이 중에는 맷방석보다 더 큰 크기를 자랑하는 것도 있고, 대리석 같은 무늬가 새겨진 푸른 곰팡이가 들어 있는 로크포르 치즈도 있으며, 겉이 하얀 곰팡이로 뒤덮인 카망베르 치즈도 있다.

약이 되는 요리 **수제치즈**

재료 우유 800ml, 생크림 400ml, 레몬 1개, 식초 1큰술

1 냄비에 우유와 생크림을 넣고 약한 불에서 살살 저어 가면서 끓인다. **2** 레몬을 반으로 잘라 즙을 넣은 뒤 우유가 끓기 시작하면 식초를 넣는다. **3** 우유가 몽글몽글하게 뭉쳐지기 시작하면 불에서 내려 식힌 뒤 면보에 거른다. **4** 수분이 거의 빠진 우유를 냉장고에 넣어 굳히면 완성.

※ 우유와 생크림의 비율은 2 : 1이 가장 이상적이다. 식초를 넣은 뒤에는 절대로 젓지 말아야 한다. 또 지나치게 오래 가열하면 물처럼 풀어지므로 몽글몽글한 상태일 때 불을 꺼야 한다.

특히 치즈는 우유의 단백질인 카세인과 지방질이 그대로 농축되어 있다. 단백질과 지방 함량은 20~30% 정도지만 발효 과정을 거쳤기 때문에 소화 흡수가 잘된다는 것이 장점이다. 특히 카세인에는 칼슘, 인, 황 등이 많이 결합되어 있어서 치즈는 무기질 공급원으로서 훌륭한 역할을 한다. 또 스트레스를 줄여 주고 수면을 촉진하는 트립토판 성분도 들어 있어서 불면증에도 효과가 좋다. 근육과 뼈를 강화해 주는 칼슘도 풍부해 성장기에 있는 어린이나 뼈가 약한 노인들에게도 좋다.

처음 치즈를 먹으면 꼬리꼬리하고 고리타분한 맛이 나는데, 이것이 바로 치즈의 매력으로 씹으면 씹을수록 고소한 맛이 배어나온다. 그래서 식도락의 나라로 알려진 프랑스에서는 식사가 끝나면 치즈를 손님들에게 권한다고 한다.

커피

● 학습 능률 향상　● 간암 억제

7세기경 에디오피아에 칼디라는 양치기 소년이 있었다. 어느 날 칼디는 자신이 돌보는 염소들이 흥분하여 이리저리 뛰어다니는 모습을 보게 된다. 유심히 지켜보니 염소들이 목장 주변에 있는 어떤 나무의 빨간 열매를 따 먹고 난 뒤에 그런 현상이 일어나는 것이었다. 이를 신기하게 여겨 열매를 먹어 보니 희한하게도 기분이 좋아지는 것 아닌가. 칼디는 이러한 사실을 가까운 이슬람 사원의 승려들에게 알렸고, 승려들은 여러 가지 실험을 거쳐 그 빨간 열매에 잠을 쫓아내는 효과가 있음을 발견하였다. 그 뒤로 사람들은 이 열매로 만든 음료를 영혼을 맑게 하고 신비로운 영감을 주는 성스러운 음료로 여기게 되었다. 이것이 바로 커피로, coffee의 어원인 kaffa는 이슬람어로 '힘'을 뜻한다.

최근 들어 하루 한 잔의 뜨거운 커피가 주는 효능이 속속 밝혀지고 있다. 특히 커피에는 노화의 주범인 활성 산소를 제거하여 노화를 방지하는 항산화 물질인 폴리페놀 성분이 다량 함유되어 있다. 주성분인 카페인은 체지방을 연소시키는 데 도움을 주고 운동 능력을 높이는 효과가 있다. 우리 몸이 피로를 느끼게 하는 뇌의 수용체인 아데노신(adenosin)의 활동을 막아 주어 각성 효과를 발휘하는 것이다.

약이 되는 요리 비엔나커피

재료 커피 가루 4작은술 또는 원두커피 4잔, 휘핑크림 2/3컵, 물 5컵, 계피 가루

1 뜨거운 물에 커피 가루를 탄다. 원두커피를 직접 내려서 이용해도 된다. **2** 휘핑크림을 볼에 넣은 뒤 크림이 되직해질 때까지 거품기로 충분히 거품을 내 생크림을 만든다. **3** 잔에 뜨거운 물을 부어 전자레인지에 2분간 돌려 컵을 따뜻하게 데운다. **4** 커피 잔에 커피를 따른 뒤 그 위에 생크림을 듬뿍 얹고 계피 가루를 골고루 뿌린다.

커피는 간암 발생률과도 관련이 깊은데, 일본 도호쿠 대학의 연구팀의 연구 결과가 흥미롭다. 40세 이상의 남녀 6만 1천 명을 대상으로 커피를 마시는 횟수와 간암 발생률의 상관 관계를 조사한 결과 커피를 마시지 않는 사람의 간암 발생률이 1이었다면 매일 한 잔의 커피를 마시는 사람은 0.71, 한 잔 이상의 커피를 마시는 사람은 0.58로 나타난 것이다. 연구팀은 이에 대해 "커피에 들어 있는 클로로겐산이라는 물질이 간암 물질을 감소시키는 효과가 있다."고 설명했다.

하지만 이는 성인을 대상으로 한 결과이므로 청소년이나 어린이에게 적용하는 것은 무리다. 또 1일 카페인 섭취량이 어린이의 경우 100mg, 청소년의 경우 200mg을 넘으면 식욕 부진이나 불안증, 메스꺼움, 불면증 등의 증상이 나타날 수 있으므로 주의해야 한다. 또 커피를 마실 때는 가능하면 인공 크림인 프림(프리마)이나 설탕을 넣지 않고 마시거나 생크림을 첨가해 마시는 것이 좋다.

후추

● 식욕 및 소화 촉진 ● 비타민C 산화 억제

후추는 향기롭고 특이한 풍미로 조미료와 향신료, 구풍제(驅風劑), 건위제 등으로 널리 사용되고 있는 대표적인 향신료다. 유럽 사람들의 주식은 예나 지금이나 육류인데, 옛날에는 냉장·냉동 시설이 발달하지 않았던 터라 고기를 신선하게 보존하는 일이 매우 어려웠다. 특히 사냥을 할 수 없는 겨울철에는 고기를 소금에 절여서 먹어야만 했는데, 아무리 추운 겨울이라도 2~3개월을 보존하는 것은 불가능했다. 이런 상황에서 후추 같은 향신료를 듬뿍 뿌려서 고약한 냄새를 지우고 향을 내는 것은 당연한 일. 그런 만큼 당시에는 방부 효과를 가진 향신료가 필수적이었다. 게다가 이렇게 중요한 작용을 하는 향신료는 대부분 열대 지방에서 생산되었기 때문에 유럽에서는 향신료가 매우 귀중한 품목으로 대접받았고, 가격도 엄청나서 금값과 맞먹을 정도였다.

후추는 보통 1~3%의 휘발성유를 함유하고 있으며 특유의 향기가 나는데, 휘발성유의 주성분은 피넨페란드렌과 피페로날 등이고, 매운맛은 피페린, 샤비신, 피페리딘 등에 의한 것이다. 크게 검은 후추와 흰 후추로 나눠지는데, 검은 후추는 덜 익은 열매를 뜨거운 물에 담근 후 말린 것이고, 흰 후추는 다 익은 후

약이 되는 요리 돼지고기채소말이

재료 돼지고기 200g, 마늘종 6대, 송이버섯 1개, 파프리카 1/2개, 밀가루·빵가루 각 5큰술, 녹말가루 2큰술, 올리브유, 소금 약간

1 돼지고기는 지방이 없는 부분을 준비하여 얇게 슬라이스한 뒤 소금과 후추를 뿌려 놓는다. **2** 마늘종은 뜨거운 물에 살짝 데쳐서 고기 길이로 썰고, 파프리카와 송이도 마늘종 길이로 썬다. **3** 돼지고기에 밀가루를 골고루 뿌린 뒤 마늘종, 송이, 파프리카를 얹어서 돌돌 만다. **4** 돌돌 만 돼지고기에 밀가루를 뿌린 뒤 녹말 물에 적셔 빵가루 옷을 입힌다. **5** 프라이팬을 달구어 올리브유를 두른 뒤 고기를 넣고 노릇노릇하게 굽는다.

추 열매를 발효시키면서 껍질을 제거하여 말린 것이다. 검은 후추가 흰 후추보다 녹말 함량이 적고 지질이나 회분, 휘발성유가 많이 들어 있으며 더 맵고 향도 더 강한 편이다.

후추는 보통 고기나 생선 요리를 할 때 잡냄새나 비린내를 제거하는 데 쓴다. 고깃국이나 만두에도 후춧가루를 넣으면 그 맛이 한결 좋아진다. 소화액의 분비를 촉진하는 효과도 있어서 식욕을 돋우고 비타민C가 산화되는 것을 막아 주기도 한다.

후추는 가루를 내어 먹어야만 제맛이 난다. 간편하게 용기에 담겨져 나온 후춧가루를 쓰는 경우가 대부분인데, 후추의 참맛을 느끼기 위해서는 통후추를 구입해 놓고 필요할 때마다 조금씩 갈아서 쓰는 것이 가장 좋다. 단, 지나치게 많이 먹으면 위점막을 자극하여 충혈이나 염증을 일으키므로 조심해야 한다.